《消化病专家李增烈细说消化病》丛书

肠道常见病

李增烈　著

U0323670

陕西新华出版传媒集团

陕西科学技术出版社

图书在版编目（CIP）数据

肠道常见病 / 李增烈著 . —西安：陕西科学技术出
版社 , 2016.4（2017.12）重印
（消化病专家李增烈细说消化病丛书）
ISBN 978-7-5369-6646-8

Ⅰ . ①肠… Ⅱ . ①李… Ⅲ . ①肠疾病－防治 Ⅳ .
① R574

中国版本图书馆 CIP 数据核字（2015）第 320700 号

《消化病专家李增烈细说消化病》丛书

肠道常见病

出 版 者	陕西新华出版传媒集团　陕西科学技术出版社
	西安北大街 131 号　邮编 710003
	电话（029）87211894　传真（029）87218236
	http://www.snstp.com
发 行 者	陕西新华出版传媒集团　陕西科学技术出版社
	电话（029）87212206　87260001
印　　刷	陕西思维印务有限公司
规　　格	710mm×1000mm　16 开本
印　　张	10
字　　数	168 千字
版　　次	2016 年 4 月第 1 版
	2017 年 12 月第 2 次印刷
书　　号	ISBN 978-7-5369-6646-8
定　　价	25.80 元

序

  11 年前我写的《拨打消化健康热线：专家和您面对面》，自出版就深受读者的欢迎喜爱。时代在发展，医学在进步，疾病也在发生着变化。11 年前的知识已不能完全适应现代的要求，所以重新编写一套丛书，内容上力求删旧补新，更注重实用的原则，并按疾病系统改为分册，以便读者更有针对性地选择、购买，携带方便。

  "看病难"，是患者切身感受，令医生有苦难言。这种"难"虽有多方面、多层次的原因，其中医患间缺乏沟通，无疑是一个重要原因，患者不甚明白自己的病是咋回事，医生不甚了解患者的"心病"和"身病"，隔阂生梗阻，梗阻难沟通！

  国内外已有无数经验证明，如能打通梗阻，医患之间密切合作，关系变得融洽，难治的病可以变得比较好治，为难的事也会减少，成功的事就会增多！笔者在 50 多年行医生涯中对此深有体会，然而与患者接触面与时间毕竟有限，所以在 1997 年退休之后，我就决意继续写作医学科普文章，在更广泛的面上进行医生与患者的沟通，把它当成不退休的工作，期望这种努力不仅对广大消化病患者朋友，也期盼对基层辛苦工作的同行助一臂之力！

  我已是耄耋之年，电脑也只有一个字一个字敲键盘的水平，编写这本小书，谈何容易！花去几个小时在电脑上打好的内容，有时竟不翼而飞，让人哭笑不得，即便如此，伏案到深夜，亦未敢懈怠。如果没有亲人们生活上的细心照顾，电脑操作上不厌其烦的帮助，这本小书是难以完成的。

  在长达 10 多年的编写过程中，一直得到廖宁逊主任医师的鼓励与帮助，她不但分担了我的部分临床工作，还提出了不少有益建议。此次出版，喜得两位年轻留美学子李伟晗、宋屹的参与编写。陕西省人民医院领导多年来十分关心、重视我的医学科普写作。陕西科学技术出版社的领导与编辑，大力支持本书的出版，并给予了许多具体指导。作者在此向他们各位表示由衷的感谢！

  由于要保持独立各章的科学性与完整性，部分内容难免有所重复，请读者谅解。限于作者的学识与经验，书中难免有错漏之处，诚恳欢迎朋友们批评、指正！

李增烈

于陕西省人民医院

2015 年 9 月 3 日

目　录

六要注意食疗

内因多多

预防道道

① 幽幽迷宫弯且长，消化吸收排泄忙

常有朋友抱怨说，临床上肠道名称让人混淆不清，一会大肠癌，一会结肠癌，小肠又成了空肠等等。为此，笔者绘了一个简图，一看就会一清二楚。

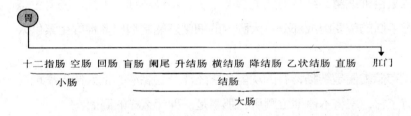

如果说肝脏是人体中块头最大的内脏，可以跟它一拼的该是肠道了，肠道是人体中最长的脏器，成人小肠全长 5~7 米，平均 6 米，大肠 1.5 米，合计 7~8 米左右，是中等个子身高的 4 倍多。

打开腹腔，几乎全被肠道装得满满的，其分布好像一个镜框，大肠像四边的框架围绕着，中间就是弯弯曲曲、重重叠叠小肠的地盘了。

按先来后到的次序，先说说小肠：

小肠上接胃的幽门，其特点：一是长，使食物得以充分吸收；

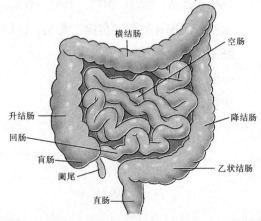

二是宽，小肠管腔虽然并不大，但黏膜面不是光滑的而是皱褶结构，皱褶上又满布小的突起，突起上又有更细的绒毛，这种层层叠叠的结构，使小肠总面积达到200~400平方米，相当于2~5套中等住房的面积，比原始面积扩大了600倍以上！这样宽敞的平台，任何微量营养素都不会失去消化、吸收的机会；三是多，因为工作非常复杂，小肠黏膜细胞不但种类多达5种，而且非常活跃，每3~5天就更新1次。小肠消化酶的种类多，肠腔内的酶消化营养素，细胞内的酶负责吸收。这是一幅多么热闹的场面！热情、繁忙的工作使得小肠成为体内消耗氧气最多的器官之一。

相比之下，大肠显得稳健沉着些。它接着小肠完成水分与电解质平衡的工作：吸收宝贵的钠和氯离子再利用，吸收水分循环使用，如果没有大肠的这种努力，人们的身体早就成木乃伊了！

大肠腔内的数百种细菌，维持着肠道生态平衡，不被坏细菌干扰。肠道生态平衡是体内生态平衡的重要组成部分。大肠内的细菌还能制造出多种维生素供人体所需。

您不要笑，存储粪便是结肠特有的功能，它还能分泌黏液，把大便光滑地送出去。试想没有了它，您将不停地上厕所，那将是一种什么样的局面？

肠道左邻右舍的脏器：

胃、肛门、腹膜、肠系膜。

肝脏、脾脏、胆道、胰腺。

肠道疾病的主要症状：

小肠：腹痛、腹泻、腹鸣、消瘦、便血、包块。

大肠：便秘、腹泻、腹痛、便血、包块。

肠道体表投影：

小肠：以脐为中心。

大肠：左右侧腹部及上部。

② 人老了，更要关注消化道

一台高度精密的机器，用到一定年限，就会出现大大小小的毛病。人也是一样，年轻时不知疾病为何物，年纪一大，"麻烦事"便多起来了。其中，不少麻烦就来自消化道。

◎消化道也老了

运动功能减弱：随着年龄的增长，消化道的各层肌肉均有不同程度的萎缩，肌层厚度变薄，肌肉细胞老化，纤维组织增生。这些改变表现在食管，便是轻度的吞咽不利；表现在胃，则为胃饱胀，消化能力差；表现在大肠，则是便秘的主要原因，有的甚至出现排便困难。

分泌功能下降：胃黏膜分泌胃酸与蛋白酶类，小肠黏膜分泌多种消化酶类，依靠这些酶类，食物才被彻底消化、吸收。老年人的这些黏膜分泌功能下降，自然会影响到消化的质量，造成消化不彻底、消化量下降等。老年人进食油腻食品、肉食过多后，常发生腹胀、腹泻，解出的粪便油花花的，原因之一就在于此。

吸收能力下降：在正常情况下，营养物质被小肠尤其是上段小肠吸收，这是一个很复杂的过程。由于老年人胃肠黏膜萎缩，吸收营养物质的能力下降；食物被消化得不完全，也难以被黏膜吸收，虽然可惜，也只得排出体外，这是老年人容易发生腹泻、营养不良的原因之一。

　　修复调控能力差：消化道黏膜是直接接触外来物质最频繁的器官，每天不仅消化食物，同时受到进入体内"有害物质"的损伤。但是，在一般情况下，消化道能快速、适度地进行修复。这种过程是被严密调控的，既不拖拉，又不过快，随着一年年变老，这种调控能力也有所减弱。此外，老年人胃肠道长年累月接触有毒物质，又越来越难以清除，所以容易患胃肠道增生性疾病，如胃肠息肉、胃肠道癌症等。

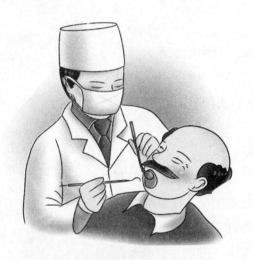

◎关注消化道，从点滴做起

　　也许有些老年朋友乍一看消化道的上述变化，会产生悲观情绪，其实没有必要。衰老是一种自然过程，是客观存在的，任何人都不能避免。关键还在于我们应该科学地认识和了解这些变化，采取相应的措施，调整自己的生活起居，来适应这些变化，这个主动权永远掌握在自己的手里。

　　修补好牙齿，养成细嚼慢咽的习惯：老年人多有牙齿松动、脱落，会使食物在口腔里咀嚼不完全。整修好牙齿，从容咀嚼，缓慢吞咽，加强食物的机械性加工，既可以减轻胃肠道的负担，又可以避免粗糙、坚硬食物对消化道黏膜的损伤。

　　避免进食不易消化的食物：油炸、油煎食物，未煮熟的肉类、鱼类、蛋类等，均不易消化；高脂肪食物会延缓胃排空，也应该尽量少吃。

　　适当增加富含纤维素的食物：纤维素可促进胃肠道运动，增加肌张力，减少胃肠憩室形成。各种新鲜绿色蔬菜，以及海带、紫菜等含纤维素较多；燕麦片除了纤维素含量高之外，还富含多种微量元素，并有降血脂功能，平时不妨多吃一些。纤维素还是肠内好细菌的营养物。

　　加强全身性锻炼：锻炼身体，尤其是腹肌的锻炼，可以增强胃肠道运动功能，增进食欲。强健的腹肌可使排便变得轻松、容易。

　　坚持良好的生活习惯，保持稳定乐观的情绪：如食不过饱，定时定量，餐后适当活动等，均可使胃肠道功能自动化、程序化，从而减轻其负担。定时解便是预防便秘的重要方法。情绪对胃肠道消化功能影响很大，愤怒、忧郁等负面情绪不但影响胃肠运动，还会影响消化液的分泌。久而久之，便会导致消化不良。

慎用抑制胃肠道功能的药物： 地西泮（安定）、茶碱等均可抑制胃肠道功能，某些药物如酚酞、比沙可啶（使塞停）等，虽然对便秘可一时奏效，但久用可损伤神经，会使肠道失去自身运动的能力，从而造成或加重便秘。

勤检查： 出现消化道异常症状，应及时去医院检查，即使情况正常，也可定期做胃肠镜、B超检查。现已公认，粪便隐血试验是较早期发现胃肠道肿瘤行之有效的办法，既无痛苦，花费也不大，可定期送检。已有胃肠道息肉者，宜及时彻底清除，以绝后患。

❸ 慢性结肠炎没完没了

慢性结肠炎（以下简称结肠炎）挺常见。得了它，1天腹泻2~3次，持续1周以上，慢性结肠炎的帽子就扣上了，非专业人士、媒体广告乃至某些医生都如是说。

细心的读者不妨试试看，翻翻任何一本内科书或权威教材，甚至胃肠病学专著，不论是中文的还是英文的，很难找到结肠炎这个章节，这让人感到有些费解。

◎是一组疾病的总称

其实并不奇怪，因为慢性结肠炎不是一个独立的、诊断治疗十分明确的疾病，而是一组疾病的总称，泛指多种原因造成的结肠疾病，常有腹痛、腹泻、大便带黏液或脓血等特点，且病程缠绵，反复发作。比如说小李是学生，只说明还在学习未正式工作而已，可能是举着牌牌过马路的小学生，也可能是高年级的大学生，细分起来还有男女、专业……之不同；也像发烧一样，发烧的原因多着呢，必须查清您是什么病引起的发烧才行。

◎腹泻的机制

腹泻的发病机制不外乎以下几种：肠腔内存在大量不能被吸收、有渗透性的溶质；肠腔内电解质分泌过度；炎症、毒素造成脓血、蛋白质和液体大量渗出到肠腔；肠道运动功能亢进。

由于疾病本身的性质，或治疗并未针对病因，或机体抵抗力下降……都是腹泻转为慢性的因素，只有搞清楚慢性结肠炎的诊断，才能有效地治疗。

◎包括哪些病和它们的特点

慢性结肠炎中包括哪些常见病？它们各有何特点可供初步自辨呢？

结肠癌或息肉：国人的结肠癌近年明显增多，且有年轻化趋势。腹泻多为黏液便或黏液血便，也可腹泻便秘交替，大便常有恶臭，或有贫血和腹部肿块。

息肉多见于老人及儿童，但血液多不与大便混合，也有排黏液多的，血液或黏液常覆盖在大便表面。小小的类癌可引起慢性腹泻，与其内分泌特性有关。

慢性痢疾：可问出急性"红白痢"或间歇"红白痢"历史，病程可长达数年甚至10余年。大便外观多样，黏液性（即鼻涕样）、黏液血性，也可水性或糊状便，如为血便则血多与粪相混。常有左下腹压痛或扪及腊肠样乙状结肠。近年国内多系志贺 - 宋内菌所引起的。阿米巴痢疾系由阿米巴原虫引起，多为果酱样便或糊状便，常有恶臭。

肠寄生虫病：肠寄生虫病不仅是儿童，也可以是成年人结肠炎的病因，包括兰氏贾第鞭毛虫、肠滴虫、结肠小袋纤毛虫、钩虫、蛲虫、鞭虫以及南方的姜片虫、血吸虫等。这一类肠炎大都比较顽固、反复发作，以稀水便、黏液便居多，个别（小袋纤毛虫）可有血便，抗生素治疗无效是其另一特点。

慢性非特异性溃疡性结肠炎（简称溃结）及克罗恩病：合称炎症性肠病，常有5大症状，即血便、腹泻、腹痛、消瘦、发热。血便有黏液血便、鲜血便、脓血便等不同表现，血多与大便混存，全身症状有关节炎、肝炎、皮肤病等，一般抗生素治疗无效。

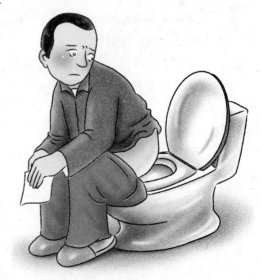

肠易激综合征（IBS）：是常见的功能性肠病，直接机制为肠道运动功能失调，而引起本病的原因尚不明

确，常与以往的肠道感染、某些特殊食物（因人而异）、情绪、气温变化等有关。症状为便前腹痛，大便多为黏液便、稀水便或软便，不应有脓血便发生。本病3成以上患者常同时有慢性胃病，大便及肠镜检查，无重要病变。

肠菌群失调：是由于长期应用广谱抗生素治疗，抑制了正常肠道菌群，造成菌群比例失调，轻者表现为稀便或水样便，重者可排出膜样物甚至血便。

某些全身疾病：在进一步精查结肠炎时，不要忽略一些常见全身性疾病，如甲亢（体征与甲功可确诊）、糖尿病（血糖测定确诊）、肝硬化（体征、B超、肝功可确诊）、营养不良巨幼细胞性贫血（血常规及胃镜检查可确诊）、小肠吸收不良综合征（钡透可确诊）以及慢性胰腺炎（B超、CT、腹部平片可确诊）等。某些药物也可引起慢性腹泻，应予注意。

◎如何进一步检查、鉴别

由上可见，结肠炎中包括了多种疾病，症状及大便虽各有特点，但又多有重叠，因此必须进一步做相应的检查，下表可供参考。

临床初诊	粪便常规＋隐血	粪便培养致病菌	肠镜
肠易激综合征	1	1	1
结肠癌、息肉	2	—	1
慢性痢疾	1	1	—
肠寄生虫病	1	2	—
溃疡性结肠炎及克罗恩病	2	3	1 或钡灌肠
肠菌群失调	1	1	1

注：数字提示检查项目的先后顺序。

④ 政委的腹泻为何越治越重？

有谁一辈子没拉过肚子？大概没有吧。当今人们保健意识增强了，药店也比比皆是。不少朋友发生腹泻后都自己去买点抗生素吃，图个简单省事。一般说来，这也没什么大错。然而事情是复杂的，还有不为人知的另一面，那就是：如果抗生素使用不当，腹泻就会越治越重，甚至发展到难以收拾的地步。

◎大头好心好意

海军某部魏政委，平素身体健康，不论是随舰艇出海，还是在基地培训，总是干劲十足。前几天会餐后开始腹泻，每天水泻2~3次，也不发热，因为几天后有个重要演习必须亲临督阵，所以他急着去找基地卫生所军医小李。小李知道事关重要，必须很快止住腹泻，便在一个处方上开了3种抗生素：羟氨苄青霉素、头孢拉啶及氧氟沙星。他把最好的抗生素都用上了，再三核对，剂量也是足足的，也算个特殊情况特殊处理吧。谁知4天后政委腹泻不但未止住，

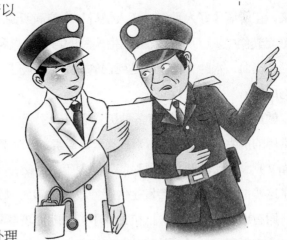

反而更严重了：次数增加到每天10次，而且腹痛，发热38℃，大便中出现了膜状物。这下小李慌了手脚，急忙护送政委去了军医大学附属医院。

◎惹来了伪膜性肠炎

患者到了那里立即被收住入院，并做了急诊肠镜检查。肠镜显示全大肠黏膜都有病变，部分区域有伪膜覆盖，用活检钳剥不下来。住院后医生停用了所有抗生素，只给予支持治疗。4天后腹泻停止，10天后出院。小李来接政委时，仍是一肚子困惑。军医大学接诊的教授是国内知名的消化道病专家，一贯热心教导和帮助青年人，他给小李作了详细的解释。

教授说："这是一例典型的抗生素相关性大肠炎——伪膜性肠炎。20世纪50年代以后新的抗生素不断涌现，这类病例也相应多起来了。"

"为什么会发生伪膜性肠炎呢？"小李问道。

教授说："在健康人的肠道（主要是结肠）中，生长繁殖着400多种细菌，其中相当大一部分对人体健康有益，'害人虫'只是极少数，如梭状芽孢菌，1克粪中不到100个，它们处在'好'细菌与'中性'细菌包围之中，彼此维持着平衡，也就相安无事。一旦主人的抵抗力下降，又应用了多种强有力的抗生素，则肠道细菌的平衡就被打乱了，不少原本于人有益的"好"细菌（它们常对抗生素敏感）被抗生素制服了，那些'害人虫'（它们常对抗生素有抵抗力）便猖獗起来，正所谓'好人受气，坏人横行'。前面所说的梭状芽孢菌，当它的数量超过每克粪便中10万个时就会产生剧烈的毒素，这种毒素使肠道黏膜发生炎症、糜烂、出血、水肿，伪膜就是死亡的白细胞、肠上皮细胞、坏死物和黏液、纤维素构成的。"

教授接着说："已知有多种抗生素可以引起伪膜性肠炎，其中不少都是临床上常用的抗生素，如林可霉素、氨苄青霉素、链霉素、头孢系列（先锋Ⅰ、先锋Ⅱ、先锋Ⅴ）、庆大霉素、利福平、灭滴灵等。当然，也用不着'草木皆兵'，并非用了这些抗生素就一定会发生伪膜性肠炎，病人本身的情况也很重要，如年龄较大、原有重病或慢性病、抵抗力低下……就比较容易发病。"

小李听得入神了，他暗暗佩服这位诲人不倦的师长。

◎预防有方

教授最后说："预防抗生素相关性肠炎的关键是合理使用抗生素。如果初步判断腹泻是由细菌引起的，可以适当选用抗生素治疗，但当前有一种盲目'攀高''求多'的用药倾向，'攀高'就是要用高级的、广谱的、价格昂贵的抗生素，'求多'就是'多种并用'，殊不知这正是容易产生抗生素相关性肠炎的原因，也许是因为'物极必反'吧！此外，应该避免使用抗生素时间过长。平时加强体质锻炼，提高机体抵抗力，强化消化道功能，也有预防作用。总之，应了解并记住使用抗生素时可能出现的新麻烦——抗生素相关性肠炎，不要放松警惕性。"

接政委回去的车鸣笛催着小李，小李谢了教授。一路上，他仔细地反思自己给政委开的处方，一面在心中琢磨着政委恢复期应该注意的事项。

⑤ 急性腹泻教您选好药

没有人没腹泻过，但急性腹泻后怎样选药有时让人拿不定主意。

医生提示：参考腹泻的病因选药。

◎细菌腹泻特点与选药

细菌感染是急性腹泻最常见的原因，一般有下列特点：

（1）多有进不洁食物史。

（2）腹痛较为明显。

（3）粪便多为黏液便、黏液血便。

（4）发热。

（5）粪便在显微镜下检查可见大量脓细胞、红细胞（此为医院检查项目）。

建议选用下列抗菌药物之一：

（1）诺氟沙星（氟哌酸），0.1~0.2克/次，1日3~4次，空腹服用效果好。

（2）盐酸小檗碱，0.1~0.3克/次，1日3次。复方黄连素4克/次，一日3次。

（3）环丙沙星或左氧氟沙星，0.1~0.2克/次，1日2次。

（4）磺胺甲唑（新诺明）+甲氧苄啶（泻痢停），每次2片，第1天服3次，以后1日2次。

这些药物中环丙沙星或左氧氟沙星效果较强。并用（1）+（2）

或（2）+（3），疗效可望明显提高。此类药物服用至腹泻停止后1~2天。

◎病毒性腹泻特点和选药

病毒感染也是引起腹泻的常见原因。这类患者不仅有腹泻症状，还常伴有或在腹泻之前出现上呼吸道感染症状（咳嗽、流涕、鼻塞等）。腹痛较轻，腹泻多为稀水便，显微镜下检查只见少许白细胞。这些均与细菌感染性腹泻有区别。

病毒性腹泻目前尚无特效药，主要是饮食疗法。呕吐、腹泻重者，先禁食8~12小时，逐步由流食至半流食至软饭而恢复正常饮食，饮食宜清淡。辅助药物有：

（1）蒙脱石（思密达），其结构有如"威化饼干"，有广阔的吸附面，不但能选择性固定、吸附甚至抑制细菌、病毒，而且能与肠黏膜的黏蛋白结合而提高黏膜抵抗力。口服后6小时左右与吸附物一同排出体外。每次1包（3克），1日3次，温开水冲服。

（2）微生态调节剂：如双歧菌（肠乐、金双歧，培菲康尚含其他菌种）、乳酸杆菌（乐托尔）、地衣芽孢杆菌（整肠生）、酪酸菌（米雅-BM）等，它们可抑制病毒复制，促进肠上皮的修复和增强其抗病毒能力，安全、有效。同时服蒙脱石时，宜间隔0.5~1小时。

◎单纯性腹泻特点和选药

多因进食过多、过杂所致，常为水样便或稀便。可服助消化药，如系淀粉类（主食）过多可选用淀粉酶或干酵母，肉食或油类食物过多可选山楂丸、多酶片之一，中药保和丸亦可服用。此外应进易消化食物，注意使胃肠道得到休息。

◎病性严重的提示

医生提示： 下列情况说明腹泻病情严重，不能在家自治，应速去医院诊治。以免延误病情。

（1）体温在39℃以上。

（2）尿少，甚至12小时以上无尿。

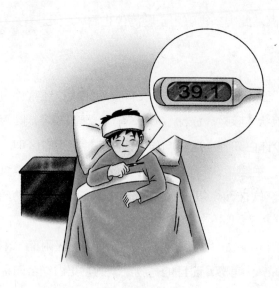

（3）血压下降、心率加快、体温不升、冷汗、嘴唇发绀、烦躁不安。此为中毒性休克的表现。

（4）老人与小儿之重度腹泻。

（5）成人经治疗3~5日仍无效者。

注：本文中所提及药物均为成人用量，若涉及静脉或肌注给药，应由医生指导治疗。

❻ 腹泻：没准是药物惹的祸

药物引起腹泻的原因各不相同，包括：药物不被肠道吸收，存在肠腔内使肠道内渗透压升高，体内水分被"吸"入肠内，刺激肠道蠕动，发生腹泻；一些药物阻碍肠道黏膜吸收水分，不但水分不能进入血管内，这种病态黏膜还分泌大量水分，刺激肠道蠕动；有的药物作用于肠道肌肉神经，加快肠道蠕动，又造成水分来不及被吸收。可见，腹泻与肠腔内水分走向密切相关，怪不得"泻"字以水为偏旁啊！

有约700多种药物可引起腹泻，这些药物几乎涉及人体每一系统的疾病。下表列出一些常用药物供读者参考。

◎引起腹泻常用药物大曝光

心血管病药：心得安、胍乙啶、洋地黄、奎尼丁、卡托普利。

消化病药：西咪替丁、雷尼替丁、普瑞博思、新斯的明、乳果糖、前列腺素。

利尿剂：双氢克尿噻、利尿酸、氨苯蝶啶。

抗肿瘤药：甲氨蝶呤、5-氟尿嘧啶、阿霉素、丝裂霉素、阿糖胞苷、秋水仙碱、6-巯基嘌呤。

内分泌、代谢病药：优降糖、丙硫氧嘧啶、垂体后叶素、别嘌呤。

维生素 C：维生素 D、辅酶 Q。

神经病药：卡马西平、左旋多巴、马来酸、麦角新碱。

其他：消炎痛、普鲁卡因、硫酸亚铁、右旋糖酐、甘露醇、山梨醇。

◎药物性腹泻 4 大特点

药物性腹泻有 4 个共同点，可以帮助我们识别：

（1）正在或近期使用了可疑药物。

（2）多有剂量过大，用药时间过长。

（3）腹泻急性发作，多为水样便，大便化；验一般无脓血，部分抗生素相关性肠炎例外；极少数呈慢性经过，不发热。

（4）越用该药物越重，停该药后腹泻较快好转。

◎有效预防也是 4 点

（1）认识、警惕药物性腹泻。

（2）按医生嘱咐的剂量与疗程时间服药，不要自行增加剂量或延长时间。

（3）服药期间出现腹泻，及时去看医生，主动通报服药种类、剂量与服用了多长时间。

（4）平时切记不要随便使用抗生素。

❼ 老人腹泻要多加小心

◎51%与400倍

腹泻是老年人常见症状之一，对老年人的健康威胁不小。在美国，1979~1987年间因腹泻死亡的28538人中，74岁以上老人竟占到51%！无独有偶，世界卫生组织1975年报道，在日本，因胃肠炎而死亡的年龄在75岁以上的老人增加了400倍之多！我国虽无准确统计，但问题不会比这些发达国家小。

◎弱点多多

科学研究表明，随着年龄增长，人体免疫能力降低，通俗地说，就是人体防卫疾病的能力削弱，例如，白细胞吞噬细菌产生抗体的能力老年人就不如青年人；胃酸是消化道对付从口入侵各种病菌的"第一关"，90%以上的病菌在此"覆灭"，但是10%~20%老年人胃中无酸，这种情况可能是萎缩性胃炎的后果，或继发于服用某些胃药（如H2-受体抑制剂等）；再如，老人神经肌肉性疾病多见，诸如中风、糖尿病、动脉硬化症等，引起便秘和胃肠道运动不良，给肠道各种致病菌的繁殖提供了有利条件；随着年龄老化，肠道中一些有益菌（如双歧杆菌）的含量逐渐减少，或因老人多病长期服用多种抗生素，也会抑制有益菌群，"正气不足，邪气上升"，致病菌趁势滋生，此即"菌群失调"，又为腹泻增添了危险性。老年人贫血与营养不良比较常见，也是身体对付感染不力的重要原因。

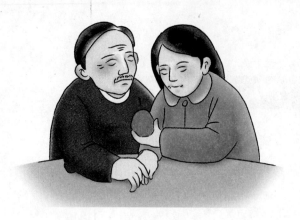

◎ 更危险的老年人群

哪些老年人（群）最易为腹泻所困扰呢？

集体生活的老人： 首先是生活在养老院、敬老院、老人之家等群体中的老人，即使在发达国家也是如此。这是因为，一方面住房、设备、设施计划布局不合理，诸如居住拥挤、公共食堂消毒不严等；另一方面，为了解除孤独，常为老人安排了较多的社交活动，人群间接触密切，加上部分老人智力与体能障碍，甚至有大便失禁等，易造成食具、食物的污染，为粪—口传播创造了条件。这种范围内的腹泻甚至可造成爆发流行。

经常服用抗生素的老人： 老人体弱多病，服用药物（包括抗生素）的机会多，发生抗生素相关性腹泻的机会也多，估计高达 10% 左右。其元凶是难辨梭状芽孢杆菌，此菌污染环境后很难控制，加上这种细菌毒力极强，所以危害特别大。部分老人感染了难辨梭状芽孢菌而无症状，不易被发现，又成为现实生活中的传染源。其他致病菌还有大肠杆菌、产气夹膜梭状芽孢菌等。

老年旅游者： 老年旅游者多因长途跋涉，精神体力劳顿时，又进食了被污染的食物和水源所致。因在外旅行，医疗条件受限制，常得不到及时治疗。

◎ 危险性何在

与中青年人不同，老年人腹泻有较大的危险性：关键问题是老年人往往原有动脉硬化这一基础病变，急性腹泻引起的脱水可使老人的一些重要脏器发生梗死与功能衰竭，包括脑、心、肾等，从而使腹泻的处理变得矛盾重重与棘手。

据估计，老年人中原有营养不良者约占 20% ~30%，患腹泻后经口摄入的热量常不足。腹泻可引起营养不良和蛋白丢失性肠病。如果是感染性腹泻，常有发热和炎症，又会使机体代谢增加，更易导致或加重营养不良。

◎为难了大夫

通过询问病史和查体，首先要迅速排除非感染性腹泻，如用过泻剂、含镁的抗酸剂、粪便软化剂等药物。粪便嵌塞也可造成非感染性腹泻，其他原因还有肿瘤、肝硬化、甲亢、尿毒症、糖尿病等。

估计患者血容量的损失，乃是查体的重点，可惜平日估计脱水程度的一些体征，如眼球凹陷、口腔黏膜干燥、皮肤弹性差等，用来估计老年人脱水就不可靠了。

卧位变坐位测量血压、脉搏，不失为一种有效的判断方法，且简便易行，无需特殊条件。正常人变换体位这两项指标不变，当血容量损失大于10%时，坐位量血压数值可变低，脉搏则加速。

腹部检查应注意压痛和腹胀情况。

可视情况做血浆比重、血中尿素氮及尿素氮/肌酐比值测定，后者可作为血管内失液量的粗指标。必要时可做粪致病菌培养及药物敏感试验、结肠镜检查等。

治疗的特殊性：

如前所述，治疗老年人腹泻的首要一步是补充丢失的液体（补充血容量），口服补液是治疗腹泻的最有效方法，对轻、中度腹泻尤为便捷。标准口服补液盐中钠离子浓度为90毫摩/升，葡萄糖为50克/升。一般胃肠炎前数小时可先补1000~2000毫升，以后视情况可再补此量，此量主要看粪便失水情况而定，故细致观察甚为重要。重度腹泻可采用静脉补液，按先盐后糖、见尿补钾的原则。

输液不可过快，以免加重心脏负担。一般不用强力止泻药（如鸦片类），以免使炎症恶化。蒙脱石、次水杨酸铋可用于止泻且较为安全。可根据粪便细菌培养结果选用抗生素，治疗难辨梭状芽孢菌，推荐用甲硝唑或替硝唑。

◎防患于未然

（1）改善集体生活老人群居场所的环境、卫生设备条件，杜绝可能成为污染源的食物、餐具及隔离患者。

（2）使用抗生素一定要有指征，认识抗生素相关性肠炎的表现——腹泻、便血甚至大便中出现伪膜，及时就医。

（3）外出旅游时，特别要注意饮食卫生，可带上一些口服补液盐，以备急需。

（4）平时补充肠道有益菌制剂，如双歧杆菌、乳酸杆菌等。

（5）平时如有慢性腹泻，应查清原因后积极加以治疗。

（6）加强营养，纠正贫血和营养不良，提高整体健康水平，做一些力所能及的锻炼。

⑧ 肠道易激动有惊无险——专家细释 IBS

◎名称多多，今统一

患者: 大夫,4~5年来我一直腹泻、腹痛,且腹痛多在大便前,位于左下腹部,有时还腹胀,十分恼人。几家医院都诊断我是"肠易激综合征",这个病名我从来没听说过,别是什么麻烦病吧?

专家: 别着急,我把这个病名一分解就好懂了:肠指大肠与小肠;易激就是易受刺激,容易激动,即这类病人的肠道在遇到某种刺激时要比一般人敏感且反应强烈;综合征则指病人的一些固定症状,如腹痛、腹泻、便秘等。

患者: 可有的医生说我得的是结肠痉挛……

专家: 其实他们讲的都是一个病,这个病以前有好多名称,除结肠痉挛外,还有黏液性结肠炎、过敏性结肠炎、不安定结肠、神经性结肠炎等等,不过现在都不用了,统一称为肠易激综合征,英文简写 IBS。

◎不是恶性病，诊断要小心

患者: 我在医院看病时,另一位病友的症状和我一模一样,这种病常见吗?

专家: 相当常见,一般人群中,每5位女性或8位男性中就有1人,在消化专科门诊中3~4位病人中就有1位。

患者: 我怕这是一种严重疾病,或许与大肠癌有密切关系?

专家: 请你放心,肠易激综合征虽是一种恼人的常见病,却不是严重疾病，更不是"不治之症"。大量资料和长期观察表明，本症并无破坏性或恶性病变存在，而是一种肠道功能上的异常，包括肠道对一般刺激过分敏感；肠道中正常有益细菌比例偏低，饮食习惯以及精神刺激等。肠易激综合征与大肠癌并没有什么联系，这是全世界医生的共识，对此你不必顾虑。当然，在确诊肠易激综合征之前，必须请医生仔细检查排除大肠癌。

◎必要的检查不可少

患者：懂了。但我的大便有时常带鼻涕样、透明、黏糊糊的物体，不过从未带过脓血，这是怎么回事？功能异常会有哪些表现？

专家：黏糊糊的东西，医学上称为"黏液"，是结肠受刺激后分泌的。肠易激综合征根据其突出表现的症状可分为：腹痛型（腹痛为主）、便秘型（便秘为主）、腹胀型（腹胀为主）以及混合型（重叠型）等。您就属于混合型。

患者：经你一说，我也会诊断肠易激综合征了。

专家：慢点！事情并不是那么简单，因为有不少病的症状和肠易激综合征很相似，必须认真区分，医学上叫鉴别诊断，不能混为一谈。比如，细菌性痢疾、阿米巴痢疾、肠寄生虫病、霉菌性肠炎、吸收不良综合征、结肠息肉，甚至大肠癌等。所以不能单纯凭患者的症状来做诊断，应该做一些必要的检查，由有经验的医生看，最后才能"拍板定案"。

患者：有哪些必要的检查呢？

专家：首先大便常规检查数次是必不可少的，加上大便致病菌培养，若再做乙状结肠镜或全结肠镜检查就比较全面了，有的人不愿做镜检，也可做 X 线钡剂灌肠检查。

◎综合治疗效果好

患者：这病该怎么治疗呢？我应该怎么配合？

专家：治疗要做到两个结合，即精神治疗与身体锻炼相结合，药物与饮食治疗相结合。具体地说，如果已彻底检查清楚，确诊就是本病，要放下包袱，振作精神，建立起规律的生活制度，避免过度劳累与精神紧张，安排适合自己体力的锻炼项目并坚持下去。

　　饮食方面忌生、冷、油腻及刺激性食物（此点各人不同，请自己仔细琢磨哪种食物吃后就犯病），便秘者不要长期用泻药，多吃蔬菜、水果及含纤维素食物（如麦片、魔芋等），并养成定时大便的良好习惯。

　　这可都是慢功夫！您一定要有耐心。有些腹泻型的患者对不同止泻药反应不同，可请医生加以选择。

　　临睡前还可轻轻按摩腹部，练静气功。定时指压足三里穴，这些都是强化胃肠动能简便易行的办法。

　　患者：过去诊断我是结肠炎，吃过庆大霉素、黄连素、四环素、氟哌酸等，还打过吊针，都不管事。现在还要吃吗？

　　专家：肠易激综合征并不是致病细菌引起的，用抗生素当然不管事，有时还会惹起新的麻烦，因为抗生素会抑制肠道里的有益菌，助长了有害菌猖獗，反而会加重症状，有害无益。因此，一旦确诊为本病，您就别再服抗生素了，可根据症状使用一些解痉药、促胃肠动力药、吸收气体与水分的药物以及黏膜保护类药，也可加用一些调整神经功能的药物，这些应该请医生指导应用。

　　患者：经您一说我亮堂多了，我一定要和医生配合。

　　专家：只要坚持综合治疗，疾病一定能除，预祝您早日康复！

❾ 脸"红"肠也"红"，脸"白"肠也"白"

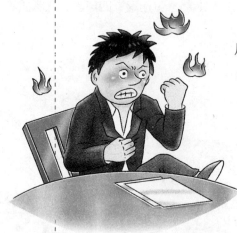

人人都有一张脸面，即便最严格的风俗习惯，脸也是敞着的。脸是人们情绪的窗口，红脸、白脸一看便知。

胃肠道完全不同，永远都是封闭在腹腔里的，即便在浴室，谁也无法看它一眼。

从解剖学上说，一个属于感觉器官，一个专司消化，看似并无直接联系，两者的位置也相去甚远，可谓异地矣！

常言道要会看脸色。心情好，脸的表现就是"和颜悦色"，而红脸、白脸两个极端，皆是情绪极坏的表现，二者又有差别，愤怒至极，则"脸红脖子粗"，惊恐绝望则面色苍白。

十分有趣的是，我们的消化道竟然能和颜面准确合唱红、白脸！

国外学者在《人生延寿法》一书中警告说："一切对人不利的影响中，最能使人短命夭亡的莫过于不好的情绪与恶劣的心境。"有人统计，不良情绪是多种老年人常见病的重要因素，它占胃肠病因素的74%。

本文可以举出多个例子证明：此话对于消化系统不假。

◎不良情绪搅乱正常消化活动

包括食管、胃、小肠、大肠、肝胆胰在内的消化系统是一台极为精密、协调、高敏的机器，其蠕动、压力、血流、温度、消化、吸收等活动，哪一个部位、哪一种功能出现异常，都会影响正常消化活动。

食管虽然只担负通过的任务，但悲伤、愤怒、焦虑，都可以使正常的食管管腔痉挛、狭窄，甚至完全堵塞不通，饮食通过时间延长。情绪使贲门失弛缓症与反流性食管炎的发病和症状加重。由于极度悲痛的缘故，健康者诉胸骨后不适、下咽不利，是常有的事。

"红脸关公"是关公极端激动、愤怒的表现，面部血管明显扩张、充血，殊不知此时的胃肠道，尤其是胃，也同步"红起脸"来，胃镜下可见胃黏膜充血发红，极为脆弱，胃酸分泌增加，使原先细小的损害发展成糜烂或小溃疡，甚至经久不愈，胃的蠕动竟像踩了刹车一样，"戛然终止"！

"白脸周瑜"是他斗不过诸葛亮，心胸狭窄，一肚子抑郁、失望、无奈、无助的面部表现。如果当时给周瑜做胃镜，看到的胃黏膜也是个"白脸"，这是由于胃黏膜血管痉挛造成的。因为缺血，胃酸分泌也下降。

胃黏膜的变色是无意识的，不能自控的，因为并非只有关公、周瑜爷爷，婴幼儿情绪的变化，也能观察到同样的改变。

情绪不佳时，小肠张力增加，钡餐检查发现其排空时间延长，而抑郁寡欢时肠道张力下降。结肠尤其敏感，用肠镜及计波装置记录表明，不论是健康人还是肠易激综合征患者，面对不良情绪，均出现无蠕动性高运动状态；而悲伤、沮丧、失望时，波张力和蠕动都增加而导致腹泻。

惧怕、沮丧时，肠黏膜颜色苍白，无收缩活动；怄气、埋怨与敏感时，却是另一副模样：色泽变红，收缩活动增加。

胃肠都在"看脸色行事"！

常言道"知人知面不知心"，今日却是"知人知面可知肠"，真是有趣！

◎不良情绪诱发/加重消化疾病

检查咽部神经症（癔球症）并无病理改变或运动失常，却可因不良情绪使吞咽不利加重，甚至食管腔出现一过性狭窄。贲门失弛症（贲门痉挛）常在精神刺激后发病，或使原有症状加重。

二战时期，伦敦惨遭纳粹德国疯狂滥炸，人心惶惶，不可终日。在此期间，溃疡病穿孔、出血创历史新高，成为医学史上的有名案例。考试前的学生、年终结算的财会人员、赶路的司机……都容易发生溃疡病出血等并发症，是医生们熟知的。

我国学者共同认识到，精神因素与慢性胃炎消化不良症状的发生相关，抑郁、焦虑时，可延缓胃的消化与排空功能，进一步加重腹胀、纳差等症状，还可降低患者内脏疼痛阈，使上腹部疼痛等症状加重。

肠易激综合征的便秘常和紧张、沮丧等情绪有关，而腹泻的发生却与失望、不满相连。

情绪影响食欲是人尽皆知的。近来发现某些消化道肿瘤，如胃癌，尤其是胰腺癌的发生发展，与生活中负面事件的不良情绪密切相关，更加引人关注。

◎玄机所在：第二大脑

消化系统的活动，跟情绪为什么联系如此密切呢？

目前发现，整个胃肠道有1亿多个神经细胞覆盖着，从黏膜层、黏膜下层到肌层分布得密密麻麻，其总数仅次于大脑，因而有"第二大脑"的美名。这些神经细胞在胃肠壁内自身构成了完整的反射系统，它可以不经过"司令"（大脑）的命令而"相机行事"——根据最新情况，独立地对胃肠各种生理活动做出调节。这个权就大了！当然也可将处理过程上报"司令"，从而影响"司令"的活动，产生饱感、饥饿感等。

科学家还发现，胃肠道有多种特殊的内分泌细胞，这些细胞与神经细胞有许多共同点，它们分泌的肽类激素与大脑神经细胞分泌的激素竟然完全相同，故将这些激素统称为肠脑肽，肠脑肽可以完成肠道神经系统的各种指令，使消化道的运动、分泌、压力甚至温度得到调控，灵活适应各种变化，这也是肠道获得"第二大脑"美名的另一原因。

从上下关系看大脑和胃肠道不但有"陆上通道"——自主神经系统，还有"水上通道"——肠脑肽紧密联系，"上情"可以下达，"下情"可以上传。

从位置上看，调控消化道的自主神经系统中枢与控制情感的中枢两个"次级司令部"，位于大脑同一解剖部位，"唇齿相依"，容易相互影响自不待言。

据说大哲学家康德曾经说过一句话："吃了饭要笑一笑，笑能促进消化！"百余年前大师超越科学发现的预见，令人钦佩。语言学大师季羡林生前开出的"两保持"处方，无疑更是消化病预防、治疗的"灵丹妙药"，诚非一般 OTC 所可比，处方写道："心态始终保持平衡，情绪始终保持稳定。"

⑩ 若遇肠道"闹情绪" 细看医生开处方

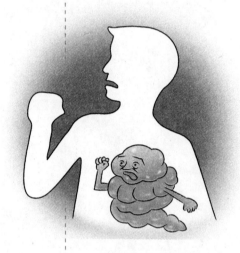

人胃肠道拥有的神经细胞总数在体内居第2位，仅次于中枢神经系统的脑与脊髓，所以反应很灵敏，也很容易受到外界的刺激。易受刺激而超常激动的肠道被人们形象地称为容易"闹情绪"的肠子。

小王是位秘书，一向身体健康。1年前他随好友私驾公车出游，那位朋友撞了人，还和交警打了一架，把小王吓坏了，从此落下了腹痛，每天泻3~4次水样便，便前左下腹痛，便后就消失。更让小王恼火的是，每逢精神紧张，如为领导办重要事情、随领导外出处理要务、路上交通阻塞，甚至儿子考试成绩欠佳时，不争气的肠也会跟着"闹情绪"，真是忙中添乱。他去消化内科做过粪常规、粪隐血试验、粪致病细菌培养数次，均未发现异常。后来他还做了结肠镜检查，大夫说他太紧张，肠子痉挛打不开腔，他也觉得检查时特别疼痛，但查后结果仍正常。专家的最终意见是：肠易激综合征（IBS），也就是本文开头所说的肠道易"闹情绪"，稍一刺激（精神紧张等）就超常活动，其结果就是腹泻、腹痛或便秘。

肠易激综合征是一组常见的肠病，这种病人经仔细检查，发现肠道本身并无严重损害，但稍受刺激活动就不正常：运动过快产生腹泻、运动过慢发生便秘、肠道痉挛出现腹痛。本病不是发炎、溃疡，更没有肿瘤，也不会转变成肠癌，所以首先要打消顾虑，建立治疗的信心。但是，此病大都迁延日久，不可能一两次治疗就痊愈，就像一个爱闹情绪的人，怎么可能通过一两次谈话就能改变这种脾气一样，因此不论临床表现如何，都要有坚持治疗的决心和信心。

治疗此病，首先要避免易诱发症状的各种刺激。除前面所说的精神紧张之外，操心、焦虑、寒冷，某些特殊的食物和进食环境，特别的烹调方法等，均可成为刺激因素，且各人不同，自己应仔细寻找并加以避免。

给腹泻症型开药：腹泻症状突出的患者，有时会有便意急骤甚至大便失禁的情况，严重者可口服洛哌丁胺（易蒙停），成人首次服2粒，转为稀便后每次服1粒，每日不超过4粒。如有便秘、腹胀，应立即停药。腹泻较轻伴有痉挛性腹痛者，每次服硝苯地平（心痛定）10毫克，1日3次，疗效也较好。还可服谷氟酰胺颗粒或思密达，以吸收肠内过多的水分而减轻腹泻，并能调理肠道的运动功能。补充一些肠道有益菌，如双歧杆菌、乳酸杆菌等。丽珠肠乐口服，每日2次，每次2粒（1粒含5千万个活菌），用温开水送下，不要同时服抗生素。

给便秘型开药：便秘症状突出者，如有用泻药的习惯，应立即停药，此类药物久之会减弱肠道的自主运动。必要时可用润滑性泻剂，如液状石蜡、蓖麻油，还可用粪容积扩张性泻剂，如通泰口服片。胃肠舒通便的效果不错，副作用小。西沙必利（普瑞博思）、莫沙必利等可促进肠蠕动，但心脏病人要慎用。中药麻仁丸、四磨四物汤使用安全，疗效平和。此类病人应多吃含纤维素高的食物，如燕麦片、黑（麸子）面包或饼干、杂粮面包或发糕，蔬菜中的芹菜、韭菜，水果中的香蕉、无花果、猕猴桃均是润肠通便的佳品，要吃够量才能起到作用，但过量会引起腹胀。

给腹痛型开药：腹痛症状突出的朋友，可于发作前或当时含服心痛定（剂量见前述），也可选用颠茄片（酊）、阿托品或654-2，有青光眼、重度前列腺肥大者禁用。

匹维溴铵（得舒特）是一种专门解除胃肠道痉挛的新药，对本症所致的腹泻和便秘同时有疗效。用法是每日口服3次，每次1片（50毫克），1日不超过6片。

此药片不要掰碎、嚼碎或含化，儿童及孕妇不宜用。

给有精神或神经症状开药：有较重抑郁、焦虑、精神紧张、失眠者，可于睡前服阿米替林 25 毫克，4~5 天后增加剂量至出现疗效，一般每日用量不超过 100 毫克，患严重心脏病、高血压、前列腺肥大、青光眼者不宜使用。每天 12.5~25 毫克多虑平（多塞平），分 2~3 次服或睡前服 1 次。能加强上述各种药物的疗效。有严重失眠伴重度食欲不振者。睡前服 1 片（4 毫克）赛庚啶，会使 2 种症状都得到改善。新近使用较多的还有：氟哌噻吨美利曲辛（黛力新）、帕罗西汀等。

治疗中要注意：上述治疗一定要在确诊后进行，不要自己对症吃药。不要乱服抗生素，许多事实证明，长期服用抗生素对本病有害无益，甚至会带来更大的麻烦。如果患者出现了贫血、消瘦、便血（包括大便带血）、发热等症状，说明病情有变，应及时去看医生，以免贻误病情！

⑪ 肠道易激综合征自我调治很重要

◎分解病名好理解

肠易激综合征（IBS）是一种常见病，多见于成年人和老年人。乍听起来病名似乎有点怪，若分解之就很容易理解了。

肠：指大肠和小肠，主要是大肠。

易激：易受刺激而激动，就像有的人偶闻不顺耳的话，能泰然处之，少数人则会"一蹦三尺高"，大吵大闹，肠道也和人一样，有些肠道容易"闹情绪"。

综合征：指固有的几种症状。

主要症状：腹痛和排便习惯改变，如腹泻、便秘，或腹泻便秘交替。

IBS 的确切原因尚不完全清楚，现代医学认为与精神因素、曾经发生的肠道感染、肠道神经的敏感性和胃肠道激素分泌，以及胃肠道运动失常有关。

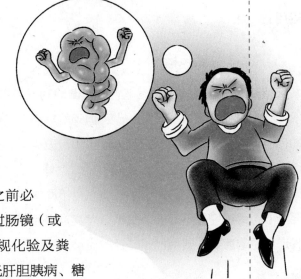

在介绍 IBS 自我调治之前必须强调的是，此病必须经过肠镜（或钡剂灌肠）检查、大便常规化验及粪致病菌培养均为阴性，且无肝胆胰病、糖

尿病、甲亢等，经专科医生诊断才可成立，因为有一些常见病，包括严重疾病，症状和 IBS 相似，容易造成误诊。

在医生给予药物治疗的同时，全面的自我调治不可或缺，其重要性不在药物之下，自我调治应该包括以下内容：

◎与医生沟通很重要

应该对医生给予充分信任，相信他的诊断、治疗及对病症的解释说明，切不可脚踏几只船，听听这边，问问那头，最后自己也不知所措。出现新症状时只管和医生直说。有权威报告：一组 IBS 患者，通过医生细致、耐心、充分解释本病的有关情况，辅以适当的药物治疗，85% 的患者症状缓解，随访 5 年 68% 的患者症状无复发。这一结果说明，医生细致工作以及患者和医生密切配合是多么重要！

◎改变不良习惯不可少

某些生活习惯对于一般人并无大碍，然而对于患者，其中一项或几项就可是激惹肠道的原因，如吃饭不定时，饥一顿、饱一餐，吸烟，饮酒（尤其是啤酒与红酒），浓茶，长期使用各种中西药泻剂及所谓"清肠药"，生活起居无规律，腹部受凉等等。因素虽多，常常因时不同，随人而异，请仔细自查，力求避免。

◎正确认识卸包袱

保持开朗、乐观的心态。笔者很坦诚地劝慰患者：IBS 是个有惊无险的病，虽然症状有时会反复或迁延久一点，但是能够得到控制。一般患者顾虑最多的是害怕自己得的是肠癌，并举出某人症状和自己一样，最后是大肠癌。这种顾虑并非没有道理，因为二者症状方面确有相似之处，所以在确诊 IBS 之前，必须经过仔细检查排除肠癌，但这是 2 种性质完全不同的疾病，二者之间并无联系，患者不要疑心，免得增加不必要的负担，尤其是恐癌情绪，这些精神负担本身就可引起肠道激惹的症状，或使已经减轻的症状又严重起来。

◎饮食治疗细操作

饮食治疗的原则有二：减少食物的不良刺激；避免食物过敏。

具体说，应该避免过分辛辣、甘（甜）、酸、冷（凉）、粗（糙）的食物。

少吃在消化道内能产气的食物（见表1）以及含气体的饮料：进食时细嚼慢咽，少嚼口香糖，这些都能减少气体进入胃肠道，引发胀气。

表1　易在肠道产气的食物

烹调不当的淀粉类食物	蚕豆　大豆　豌豆　扁豆　豇豆
高纤维食物	洋葱　包心菜　萝卜　芹菜　韭菜　菜花
未成熟的水果	椰子　桑葚　甘蔗　核桃

国人有饮牛奶（或奶制品）后出现腹痛、腹泻者，系肠黏膜中缺乏乳糖酶，乳糖因不能正常代谢，而被大肠中的细菌分解之故，称乳糖不耐受症，可改用酸奶或去乳糖奶（包装上标明LHT），称为舒化奶，如无效，则以不饮牛奶（乳制品）为妥。

避免难消化的食物，如煎炸、熏腌、馅饼、烹调过度的蔬菜等。

具体到何种食物不能吃，则因人而异，因时不同，差别甚大，请患者细细琢磨。不少人对荤油不能接受，可作者曾遇一位患者，一切烹调都必须用荤油（动物油），连油条都要用猪油炸，一点植物油都不能沾。

请记住：一定要在愉悦的条件下进餐，因为不良进食环境或不良心情，对于敏感肠道来说，可能就是发病因素。

增加食物中纤维素摄入：适用于便秘型IBS，尤其是老年患者，每日食物中纤维素量可增至25~30克。不妨分两步走，先增加含果肉粒果汁、新鲜水果之类，如效不佳，再加高纤维素食物（见表2）。增加纤维素食物宜缓步进行，从少量开始，慢慢增加，因为摄入过量纤维素时，可出现胀气、腹痛、便急、肛门瘙痒、齿龈炎等不良反应。

腹泻型患者不宜采取此种方法治疗。

表 2 高纤维素含量食物

燕麦片　麸子　全麦面包（饼干）
绿叶蔬菜　根块菜类（带皮土豆、红苔等）
多种水果（新鲜的或干果均可）　葡萄　梅子　核桃　枣子　无花果　猕猴桃

吃法上同样要从少到多，逐步增加，水果、蔬菜量最高可达到平日的2~3倍。水果一定要洗净，尤其要注意去掉、除尽残留农药，尽量不削皮吃。

◎养成大便好习惯

专心致志排便，不要看书报、打电话、玩手机。排便姿势要正确，双足踏地不可腾空。平时加强腹肌锻炼（可做仰卧起坐等）。一些患者过分关注每日大便次数，其实每日大便2次，或2天大便1次，只要没有其他不适，都属正常，不必强求每日1次。大便是否成形，受多种因素特别是食物的影响，粪便稍微稀一点或不成形，都是允许的。定时大便也很重要。

◎抗生素勿滥用，益生菌要补充

不少朋友以为大便次数多等于"肠炎"，就要用消炎药（抗生素），前面已经说过，IBS不是肠炎，用抗生素有害无益，因为消炎药固然能杀灭肠中有害细菌，但同时也可杀灭有益细菌，原来肠道中细菌的平衡被破坏，有害细菌会更加猖獗，反而会加重症状，甚至出现新的疾病。当前治疗IBS滥用抗生素的情况较普遍，应引起注意。

研究表明，不论是腹泻型、便秘型、腹痛型的IBS，都存在着不同程度的肠菌群失调，即益生菌偏少，有害菌偏多，因此口服补充益生菌在日常调理中不但十分重要，而且疗效良好，笔者在临床工作中深有体会。常用益生菌简介见本书第41章：介绍常用的益生菌制剂。

◎"家庭"理疗有帮助

热水袋热敷于脐部。用手掌在脐部做同心圆画圈，轻柔操作，每次正、逆时针方向各200次，指压足三里穴位等。均可每日数次。

◎提高警惕，防意外

患 IBS 的同时，也可发生其他重要疾病，这些病也可能有腹痛、腹泻、便秘等症状，但他们一定还有其他更为重要的症状和体征，尤其是：**消瘦、贫血、黑便或呕血、黄疸、发烧、便鲜血、腹部包块、疼痛加重、放射到肩背腰部等**，这些表现都不是 IBS 应该有的，所以一旦出现，务必及时去看医生，详细说明新出现的情况，以免延误诊断治疗。

自我调理都是日常生活中的事，治疗一定能成功，工夫不负有心人！

⑫ 科学认识"溃结"，坚定治疗信心

慢性非特异性，溃疡性结肠炎（简称"溃结"）并非一般所说的慢性结肠炎，但后者中可能包括少部分尚未诊断清楚的溃疡性结肠炎患者在内。

美国每年约有3万人发生本病，犹太人更多，我国近年来有增多趋势。此病多见于中年男女，病情缠绵迁延，反复发作。

◎5大症状

血便： 包括黏液血便、鲜血便、脓血便，血多与大便混存。

腹泻。

腹痛： 多在左下腹，也可全腹，一般不严重。

消瘦： 见于长期重症病人。

发热。

其他： 患者常伴有关节炎、皮肤病、肝炎、脂肪肝等。

◎4大危险

便血： 系肠黏膜被破坏伤及血管所致。

肠道阻塞： 因为肠肌层变厚，或炎症引起的假性息肉均可以引起堵塞，病情越重，病程越长，越易发生。

中毒性肠扩张或肠穿孔： 因毒素或用药不当所致，穿孔后可发生腹膜炎，情况严重。

癌变： 本病癌变率比正常人高2.5~4倍，多见于病程在10

年以上者，被列为大肠癌的监视对象。

◎敌我不分生"溃结"

本病的病因尚不完全清楚，可能与自身免疫有关。通俗地说，就是自身的"保卫系统"失去辨别敌我的能力，误将自己正常的大肠黏膜当做"入侵者"，不停地加以排斥和打击，最终形成肠黏膜溃疡。此外，胃肠道黏膜局部抵抗力减弱、环境致病因素（细菌、病毒、某些食物、毒物）及遗传背景，也在发病中起到一定作用。不少病人都是在痢疾或肠道感染后发病的，此时，细菌本身早已不复存在了，却种下了溃疡的祸根。

◎如何诊断溃疡性结肠炎？

有上述5大症状之一（或之几）的朋友，应到医院去做检查。检查内容至少应包括3项：

粪常规检查：应挑选肉眼看来不正常的成分，如黏液、血脓等送检。

大便致病细菌培养：选材要求同上，这两项检查均应做2~3次以上为好。

肠镜检查。

这些检查的目的在于鉴别和溃疡性结肠炎相似的一些肠病，如痢疾、大肠癌等。在临床上所见一些误诊、误治的患者，大都是没有进行详细检查的结果。

◎溃疡性结肠炎的治疗

一般治疗：

应在医生指导下，视病情轻重缓急来进行。

一般包括恰当的止泻治疗，纠正贫血（多用注射铁剂）。发热或白细胞计数增高者，应正确使用抗生素，如甲硝唑、替硝唑或环丙沙星。重病人还要输血或血浆。为使胃肠道休息，必要时采取胃肠道外补充营养（输液）等。

特殊治疗：

柳氮磺胺吡啶（SASP），是水杨酸和磺胺吡啶结合的一种药物，其作用主要是抑制全身和肠局部的免疫反应，但此药有些不良反应。新开发的5-氨基水杨酸类（5-ASA）较好，常用品牌有安萨科、艾迪莎、美沙拉嗪等，为一种控释剂，能持续有效地起治疗作用，一方面有效成分 5- 氨基水杨酸在病变局部释放起治疗作用，另一方面又具有爆发效应，局部有高浓度药物形成，且副作用明显减少，很受欢迎。不论是 SASP 还是 5-ASA 类药物，服用时间要求长些，病情好转后还应减量维持治疗。

其他特效药物还有肾上腺皮质激素等，某些中药也有疗效。

给药方法有口服静脉点滴、保留灌肠等。究竟采用何种药物，如何给药，应由有经验的医生来决定。

◎有门道，看您知道不知道

（1）避免精神刺激，保持乐观情绪。

（2）认识治疗的长期性，坚持服药，配合治疗，定期复查。

（3）最好由专科医生主持治疗，必要时可请心理医生协助。

（5）60 岁以上老人病情常凶险，发生严重并发症又很隐蔽，应特别注意。

（6）饮食宜少渣（低纤维素）、低脂肪、高蛋白和富含多种维生素的食物，忌吃易过敏的食物，此点因人而异，请仔细琢磨。

（7）忌吃产气多的食物（豆类、薯类……）、喝产气饮料。

（8）发作期宜进营养丰富的流食，严重者应在医生指导下行胃肠道外营养治疗，这样处理常可使病情减轻，提高治疗效果。

（9）彻底治疗痢疾、沙门菌等感染性肠炎，因为这些病和以后溃疡性结肠炎的发生有一定关系。

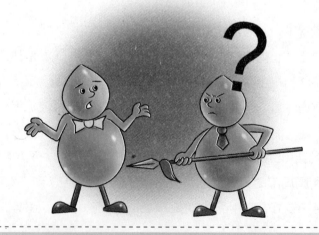

⑬ 制（肠）癌疑犯团伙受审记

时间：2000 年 8 月 20 日上午 8 时。

地点：世界抗癌联盟白内瓦总部。

主审团人员（以下简写为"审"）：抗癌专家、消化病专家、流行病学专家。

◎我们是如何出笼的？

审：带"制癌"疑犯团伙——炎症性肠病成员溃疡性结肠炎（以下称"溃"）、克罗恩（以下称"克"）入场。请书记员宣布两犯罪嫌疑人身份材料。

书记员：溃疡性结肠炎，1903 年由威克斯医生起名，系原因不明、发生在结肠黏膜层的炎症。慢性居多，多累及降结肠、直肠，也可累及全结肠。以血便、腹痛、下坠、腹泻为主要症状，而病理及肠镜多见溃疡和糜烂。

克罗恩病，1932 年由克罗恩医生起名，也是原因不明的慢性全层肠壁增生性炎症，侵犯口腔到肛门任何部位，以小肠的回肠为多。表现与溃疡性结肠炎相似，两者结伙形成炎症性肠病。

审：今天公审你们的主要问题是：你们是如何"制造"大肠癌的，应该如实交待。

溃及克：我们在西方国家（欧、美、澳大利亚）活动很多，近年来也增加了在中国的活动。我俩"制造"大肠癌的犯罪行为在 1964 年就被麦克道医生揭露过，当时我俩十分害怕，随着

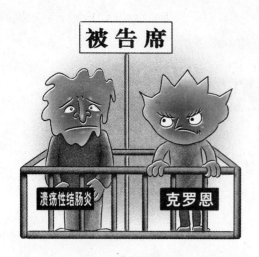

全世界抗癌工作的进展，越发感到难以藏身了，医生们的火眼金睛越来越盯住我们。

审： 坦白交待你们"制造"大肠癌的手法。

溃： 我们主要通过慢性炎症，使肠黏膜免疫（抵抗）力缺乏，以及遗传因素和某些食物这几种手法犯罪。"制造"慢性炎症是我俩的本性决定的，也是最主要的犯罪手段。

审： 详细交待。

溃： 各位知道，通过慢性炎症"制造"癌症并非我俩的独特手法。反流性食管炎与食管（腺）癌，萎缩性胃炎与胃癌，胆结石、慢性胆囊炎与胆囊癌，慢性胰腺炎与胰腺癌均是如此。我们在大肠局部"制造"了炎症后，局部就会放出大量的前列腺素、亚硝胺、生长因子及氧自由基，这些均是致癌的重要角色。由于慢性炎症持续存在，耗尽了修复肠黏膜上皮的干细胞，使损害难以修复。

◎我们怕止痛消炎药

审： 你们只交待了一部分，其实各国医生通过自己的研究早就洞察了你们犯罪的伎俩。波哈斯基大夫告诉我们，他给小白鼠造成结肠炎后，大肠癌大大增多，所以加利福克斯大夫说："癌症绝不会发生在没有广泛炎症的地方。"

溃： 是是。一些抗炎药在抑制炎症后均可对付我们的"制癌"活动，如阿司匹林、吲哚美辛（消炎痛）、舒林酸（苏灵大）、炎痛喜康等。对此我们感到害怕。而治疗"溃"与"克"的标准药物——水杨酸偶氮磺胺吡啶更是如此。由于这一道理尚未被很多人认识，使我们得以继续钻空子。

◎我们盯上了谁？

审： 你们还应交待哪些情况最容易被你们钻空子。

溃与克： 首先，病程长的患者，特别是患病8~10年后，我们"制癌"机会逐渐增多，每年增长0.5%~1%。其次，病变范围广泛的较无病者成癌的机会高4.3~29倍，若病变只在降结肠、直肠则高1.5~3.0倍。第三为发病时年龄轻的人。

"克"的情况略有不同，只在小肠有病时，不易"制癌"，如有狭窄、瘘管和结肠有病时，则易被我利用来"制癌"。

◎我们的克星

审：你们还应如实招来，哪些监视工具对付你们作案，最有威慑力？

溃：我们最害怕定期做结肠镜并取活检送病理检查，这样就能把我们看得一清二楚，刚"制造"出的早期癌就会暴露出来。有些患者因为害怕不敢做此项检查，那我们就能"躲过一劫"了！

其次，如对取出的标本采用高科技手段——流式细胞计检测，把我们每个细胞里有问题的脱氧核糖核酸含量都计算出来，那我们就赤裸裸地无处可藏了。

一些肿瘤标记物的检查，包括CA19-9、CA-50、癌胚抗原（CEA）等，也能使我们难于隐藏。

复会后。

审：现已查明，炎症性肠病能"制造"大肠癌，证据确凿，尤其是病程较长，病变范围较广泛的炎症性肠病，其"制造"大肠癌的危险性更大。目前，除了积极、有效地治疗炎症性肠病外，最有效的预防办法就是：定期做结肠镜检，并配以详尽的活检（病理检查）。将此类患者"监视"起来，这样不但能发现早期大肠癌，更可显著提高患者的存活率。

我们的口号是："防癌，把炎症性肠病监视起来！"

⑭ 老人专属型腹痛：缺血性肠病

缺血性肠病是一组疾病，说它缺乏特殊表现，是因为它的临床表现很多病都有，用时髦话说叫"没个性"，其实并非如此，这是后话。可能是这个原因吧，这个病常遭到"冷遇"，患者没听说过，医生不是忘到一边去了，就是以"少见病"将其排除在外。但缺血性肠病真的少见吗？睁开眼睛一看，发病条件不但大大的有，而且就在你我身边。请耐心读完本文，相信您不但会同意我的观点，也会对缺血性肠病有所警惕了。

和体内其他脏器，如心脏、大脑、肺等一样，肠道（小肠和大肠）也必须靠血液来供应氧气与养料，以维持正常生理活动和修复损害，这种供给应该是充分的，能和生理活动要求相匹配。

◎各有"势力范围"

有分工：供应肠道输送氧气与营养物质的动脉，主要有两支，即肠系膜上动脉与肠系膜下动脉（以下均简称动脉），它们都是从腹主动脉分出来的，上动脉主要供应小肠和右半结肠，它最后分出的直动脉，如果发生阻塞，会引起肠壁局部坏死。下动脉主要供应横结肠、降结肠、乙状结肠与直肠。从体表看，上动脉"分管"右侧腹和中腹部，下动脉"分管"左侧腹部，这种大致划分，对于临床病变定位很重要。

两处动脉为最多：上、下动脉交界处的脾区（左上腹部），下动脉血液供应最远处（左中、下腹部），这两处由于解剖上的原因，平素血液供应就比较薄弱，因而易成为缺血的高发区。

上述各动脉有相应的静脉随行，完成血液循环。

◎为何缺血？

肠道发生缺血的原因不外乎：

血管管腔狭窄甚至堵塞：包括血管炎症或痉挛，主要是动脉粥样硬化造成的狭窄，是最常见的原因。而高血压心脏病、心肌梗死、心房纤颤以及外伤骨折、长期卧床，都可发生栓子脱落，堵塞动脉血管。

静脉感染，肿瘤浸润压迫，某些血液病、胰腺炎胰腺癌的高凝集状态、口服避孕药等，都可造成静脉回流受阻，血流不畅通，同样也会造成肠道缺血的后果。

血流灌注不足：就像河道虽然没有狭窄或阻塞，但河水流量不足，也会发生干旱一样，严重心衰、低血压休克、败血症、严重脱水等，会造成肠壁血流供应急剧减少。

临床上常有几种原因同时存在，但重中之重还是动脉粥样硬化，动脉硬化是老年人几乎都有的问题，只是轻重不同而已。这就是为什么我在开头说，"大大的有发病条件"的原因了！

肠壁是分层的，和其他层次相比，黏膜层细胞高度分化，分裂迅速，耗氧最多，因而对于缺血最为敏感，损伤性的病理改变，在黏膜层出现得也最早、最重。

◎缺血后发生了什么？

肠道缺血的临床症状，与缺血发生的原因、范围、严重程度，特别是发生的快慢等因素有关。除了共同的症状——腹痛外，又有下面几种类型：

急性缺血性结肠炎：突然发生腹痛，开始时部位不甚明确，后逐渐定位于左侧腹部，绞痛性质，阵发性加重，同时伴有恶心、呕吐，常有腹泻，开始为稀水便或软便，进展成黏液血便、鲜血或暗红色血便。进食后上述症状明显加重为其特点。轻到中度发热，初起病时，腹部检查很少有异常，或只有轻度压痛，与腹痛的严重程度很不相称，是本病的又一特征。大多数患者经过治疗后可以痊愈。

约 5% 的较急性患者，腹痛不但特别严重，且位于上腹部和肚脐周围，同时伴有休克、心跳快，腹部广泛压痛和腹肌紧张，说明已有广泛腹膜炎，这种情况称为坏死性缺血性结肠炎，提示小肠也有损害，病情危重。

慢性缺血性结肠炎：少数急性病变未能恢复，损害从黏膜深入肌层，约经数月，溃疡形成瘢痕，纤维组织增生造成肠管狭窄，出现慢性肠梗阻症状：腹绞痛、腹胀、排气排便减少或无，也可有腹泻和便血。

少数患者并无急性过程，或有一过性"莫名其妙"腹痛已数年，开始出现梗阻症状，都属于慢性缺血性结肠炎了。

肠绞痛：特别要提出的是另一种类型的慢性肠道缺血，病程大多较长（2年以上），不为患者重视。主要是在肠道运动增强，如进餐时，因为肠血流量不足，发生腹痛，有如运动时出现冠状动脉供应心脏血流量不足，发生心绞痛一样，所以俗称为肠绞痛。

心绞痛与肠绞痛可说是"一根苦藤上的两个苦瓜"。除少数表现为隐痛外，绞痛症状多突出，痛有2个特点：一是发生在进餐后10分钟左右，尤其是饱餐后发作，随着病情进展，平常吃饭也会痛起来；二是蹲下或俯卧时，疼痛可缓解。如果病情逐渐加重，患者严重"恐食"，加上腹泻或便秘、腹胀，甚至呕吐，往往消瘦明显，又会让患者产生"恐癌症"。这些患者多有心脑血管病同时存在，或有营养不良，而无其他异常。

◎怎么诊断缺血性肠病?

诊断应该从3个方面进行，即：

①临床表现。②特殊检查。③鉴别诊断。

三者中临床表现最为重要。

前文研述那些症状发生在老年人（国内报告平均67岁），又有糖尿病（重要性占第一位）、动脉硬化、冠心病、高血压、高脂血症、心律失常等基础病变时，要想到缺血性肠病，想到了诊断就完成了一半！从临床症状想到了本病，不但是许多医生成功的经验，更是对"危险人群"敲响的警钟！

虽然特殊检查有重要参考价值，但应根据发病时间来选择。

首选结肠镜检查，争取在72小时内完成，重点是左半结肠。急性期镜下可见黏膜充血、水肿、糜烂、浅表溃疡及血管网消失，不过这些改变并无特殊性，如果病理活检发现纤维素血栓和含铁血黄素，则是诊断根据。晚期，尤其是慢性者，可见结节性病变、皱襞增厚。镜检操作要轻柔，注气不要太多，以防发生肠穿孔和加重缺血病情。

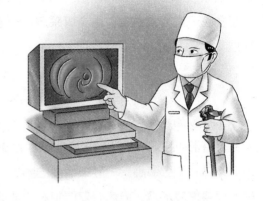

腹部钡餐透视或拍片，对于急性期肠穿孔、慢性期肠狭窄意义较大。疾病早期的"指压痕"改变，有参考价值。

腹部 CT、彩色多普勒超声简便易行，有一定临床价值。数字减影血管造影（DSA）虽然是诊断本病的金标准，并且可降低病死率，但要求条件较高，广泛使用受到限制。

缺血性疾病要注意和一些常见而又类似的病鉴别，它们是：

炎症性肠病： 应列在首位，缺血性肠病被误诊为炎症性肠病的最多。炎症性肠病起病和变化较慢，脓血便，有反复发作的病史，发病以中年人居多，这些都和急性缺血性肠病不同。

急性细菌性痢疾： 有脓血便，里急后重，致病菌培养阳性，可有较高发热，病程较短暂。

虽然缺血性肠病常有淀粉酶升高，但有别于急性胰腺炎，后者 B 超和 CT 多能发现胰腺改变，很少血便，发病年龄较轻。

结肠癌： 起病和变化都较慢，结肠镜检查或钡剂灌肠容易确诊。

◎缺血性肠病如何合理治疗？

根据不同病因、疾病类型决定治疗方法，共同的是首先应积极治疗相关原发病，一旦出现肠穿孔、完全性肠梗阻、肠坏死、腹膜炎、反复发作内科治疗无效时，应考虑外科手术治疗。

内科治疗包括： 补液，运用血管扩张药或抗凝药，笔者经验提示，某些中药制剂有良好效果。维持水及电解质平衡。给予足量、长疗程、抗革兰阴性菌的广谱抗生素很重要，因为有证据表明，细菌毒素与发病关系密切。轻症患者饮食应少量多餐或进要素饮食，重者可采用胃肠道外营养。餐后平卧，都能减轻胃肠道负担。

◎预后各有不同

本病预后不但和确诊早晚，处理是否得当、及时有关，更与病变性质、范围有关。由于动脉或静脉被栓子栓塞或血栓形成的病变，往往突然发病，病情凶险，进展迅速，死亡率高。一般缺血性结肠炎，如果不发生穿孔、坏死，则多为自限性，可望恢复正常，但病变仅侵犯右侧结肠，或左右侧同时受累者，预后差，或与小肠受到损害有关。

少数患者可发展成慢性，应该加强随访，及时诊断、处理。

⑮ 莫上急性阑尾炎"声东击西"的当

◎ "胃痛"骗了不少人

最近笔者的专家门诊连续接待了几位患者，他们都有大致相同的经历：突然发生上腹部（"心口"）较为剧烈的疼痛，伴恶心、呕吐，其中1例还有轻度腹泻。病人最初都被诊断为急性胃（肠）炎、胃痉挛。数小时后，由于疼痛多不缓解，治疗无效，追根溯源方才发现，原来他们竟同样是清一色的急性阑尾炎，其中，2例接受了手术治疗，1例经保守治疗后痊愈。所幸几个人都未酿成大祸，但由此推想，有类似情况而误诊者肯定大有人在，故想在此与读者谈一谈急性阑尾炎早期易被误诊的问题。

阑尾炎如果一起病就表现为右下腹疼痛，医生多不至于误诊，细心的患者也会有警觉，因为阑尾炎的右下腹痛症状已是颇有"名气"的了。但病之伊始阑尾炎若表现为上腹痛，便常常会误导医生和病人。

胃在上腹部，阑尾多在右下腹部，离胃"遥远"着呢，怎么阑尾炎竟会表现为胃痛？人体就是这么复杂，这是因为阑尾虽然发生了急性炎症，但如若局部病变（事发地点）还不甚严重的时候，通过迷走神经的反射，引起较远处的胃与肠道痉挛"胃痛"，"声东击西"其实正是阑尾炎发出的一种警报，但是人们却很容易被这种假象所迷惑，而忽视了真正的病灶在阑尾！

◎对照看看，是胃肠炎还是阑尾炎

如将内外科的急性腹痛合计在一起，阑尾炎名列第一，是最常见的急腹症。人群中约有7%的人在其一生中得过阑尾炎。虽然急性胃（肠）炎在急腹症中亦属常见病，两者在起病之初虽易混淆，但若认真分辨，还是有不同之处的。当发生急性腹痛后，为了即时区分出是阑尾炎还是胃肠炎，你不妨先试答以下几个具体问题：

（1）您的"胃病"有原因可寻吗？

急性胃（肠）炎大都有明确病因可寻，如化学（药物、乙醇等）、物理（过烫、过于粗糙的食物）因素的刺激，或吃了不洁、变质食物引起；急性阑尾炎常无明确病因可寻。

（2）您的同餐者也同样犯病了吗？

食物中毒（急性胃肠炎型）可有此情况；而急性阑尾炎却不会有。

（3）呕吐物有血吗？

急性阑尾炎开始时虽可呕吐，因系反射性所致，胃黏膜本身并无损害，故极少呕血；但急性胃炎，特别是药物与酒精引起的急性胃炎，胃黏膜多有糜烂，可有（并非必有）呕血乃至黑便。

（4）伴有腹泻吗？

细菌性胃炎常伴有肠炎腹泻，次数多在 3~5 次 / 日以上，大便镜检可发现有脓细胞及红细胞；阑尾炎虽偶有 1~2 次稀便，乃反射性肠蠕动增强之故，但大便检查多正常。

（5）最重要的是有无转移性腹痛？

85%以上的阑尾炎都有转移性腹痛，所谓转移性腹痛是指起病之初，腹痛在上腹部（"心窝部"），数小时至 10 余小时后上腹部疼痛减轻或消失而转向右下腹，走路、活动时疼痛加重，检查时右下腹压痛，可有肌紧张，按压后猛抬手亦痛（反跳痛）；而急性胃炎的腹痛始终限于上腹部，极少有反跳痛与肌紧张。随着时间的推延，在区分两者上很有帮助。

因此，对原因不明的上腹痛，表现又不典型者，不要轻易诊断为急性胃炎或胃痉挛，这种情况可以先作一般对症处理，如口服颠茄片、654-2 等，并密切观察。随着时间的推移，诊断一般会逐渐明确起来。

⑯ 我的急性阑尾炎经历

　　40岁那年秋天，作为主治医生的我上午查完病房已是12点了，在食堂匆匆吃了个豆腐盖浇饭后，就按照多年的习惯回到休息室，想上床睡一会儿。不知为什么这天就没睡着，鬼使神差一般地腹痛起来，位置在上腹部正中，持续性隐隐作痛。坦白地说，开始我没有想到自己得的是阑尾炎。

◎阑尾是个啥东西

　　急性阑尾炎，发病率在各种急腹症中居首位，青壮年男性多见，在西方国家，大约有7%的人患过急性阑尾炎。阑尾和盲肠不是一个东西，但有联系，盲肠是大肠起始部，后接升结肠，前端"死胡同"，故名盲肠。阑尾是开口于盲肠前端的一条小管，其前端也是"死胡同"，阑尾外形似蚯蚓，故又称蚓突，长约5~7厘米，直径0.5~1.0厘米。也难怪人们常把阑尾和盲肠混为一谈，其实古老的西医也把阑尾炎误称为盲肠炎，直到1886年菲兹医生才纠正错误，予以正名。

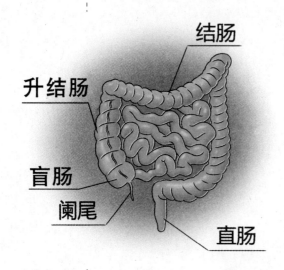

结肠

升结肠

盲肠

阑尾

直肠

◎难住了几位外科主任

我以为是吃得不合适——吃快了一些或米饭有点凉，随手摸了2片654-2吞下。半小时以后，腹痛非但未见减轻，反而越来越重。我翻来覆去不得安宁，恶心了好几次，刚吃的米饭和菜也都吐了出来，疼痛仍不能缓解。

患急性阑尾炎，人人都有腹痛，但腹痛的情况变化多端，典型的腹痛开始在上腹部或肚脐周围，持续痛，可阵阵加重，常常伴有恶心、呕吐。出现这些症状的原因是支配阑尾的神经受到炎症刺激，反射性引起同一神经支配的胃和小肠发生恶心、呕吐，和一般"胃病"不同，呕吐之后腹痛仍不见轻松。

到了下午上班时间，几位外科主任来给我会诊，查体时麦氏点（阑尾压痛点）无压痛；查血象、尿常规排除了泌尿系的问题；查血淀粉酶排除了急性胰腺炎，做胸部透视和拍腹部X线平片，排除了胃、十二指肠等空腔脏器穿孔和肠梗阻……所有的检查完毕，除白细胞总数升高在12000/毫米^3（12×10^9/升），而且中性粒细胞占97%之外，其他均无异常发现。主任们认为阑尾炎的诊断当时尚不明确，应继续观察。我知道急也没用，只得硬着头皮顶住。

急性阑尾炎的早期诊断并不那么容易，此期间常被误诊为急性胃炎（与阑尾炎不同，多有进食不当的病史）、急性胰腺炎（与阑尾炎不同，常有饱餐及酗酒史，血、尿淀粉酶可升高）、溃疡病穿孔（与阑尾炎不同，多有溃疡病史，腹部透视时可见膈下有游离气体），还需要和肺炎、胸膜炎甚至心脏病相鉴别。要明确诊断唯一的办法是密切观察病情的发展。并向患者交待随诊的重要性以取得合作，不可随意放走病人。

◎摸来摸去7小时

躺在值班床上，琢磨自己的病，脑子里也闪过"莫非是急性阑尾炎"的念头，但自己仔细压压右下腹部并不感到疼痛。时间过得真慢！在床上辗转不安，隔一会儿压压右下腹部，也不知压了多少回，直到晚上8点，也就是出现上腹痛7个多小时后，自己压右下腹出现了压痛，再三核对，位置就在麦氏点，奇怪的是，此时上腹部的疼痛倒消失了。

转移性右下腹部压痛是急性阑尾炎最重要的特点，也是诊断依据，多发生在起始症状出现后的6~12小时，急性阑尾炎患者出现这一特征的比例高达97%！麦氏点位于右下腹，它是以美国外科医生麦克鲍宁的名字命名的，因为他最早报道了急性阑尾炎常见的压痛部位。

◎贵为医生，也没躲过一切

我如获至宝似的向外科值班主治医生做了报告，他一查体很痛快地说："右下腹都有肌紧张和反跳痛了，典型的急性阑尾炎。请手术室立即来备皮、急诊手术。"我看表，正是8点45分，距发生上腹痛后就是8小时45分！诊断清楚固然是好事，可挨刀子谁也害怕，但也无法。一切进行顺利，术中我听见这位主治医师说："阑尾都发黑了，晚1个小时肯定要穿孔。"我暗暗庆幸自己的好运。推出手术室，电报大楼的钟敲了10下。此时我已成为"切除阑尾族"中的一员了，

2天之后，病理科医生来看我，送来了病理诊断报告："坏疽性阑尾炎并有粪石形成。"听毕我出了一身冷汗。

⑰ 老年人阑尾炎：凶险的"三少四多"

小王的爷爷得急性阑尾炎住院了。

这是小王家里 2 年来的第 2 位阑尾炎患者。2 年前，小王父亲在 40 岁那年，因为突然发生上腹部绞痛半天，伴有剧烈呕吐住进了省医院急诊观察室。虽经解痉、止痛、打吊针消炎，但腹痛始终未减轻，且在发病 8 小时后，上腹部疼痛消失而转向了右下腹部，体温上升到 38.5℃，化验血白细胞增高，在医生建议下接受了手术治疗，术后诊断为单纯型急性阑尾炎。整个过程中，小王一直陪在爸爸身边，用他自己的话说：这一辈子也忘不了阑尾炎！

可这次爷爷患病的情况完全不一样，没有明显的腹痛，只有些腹胀，白细胞和体温都不高。别说小王和爸爸的老经验不灵，就是医生，也在急诊观察室足足观察了 2 天才确诊。手术时阑尾已穿孔，还发生了术后肺炎、肺不张，经全力抢救，70 多岁的爷爷才脱离了危险。

小王感到有些迷茫：同是阑尾炎，为何如此不同？于是，小王就向周教授询问。

周教授告诉小王，60 岁以上老年人的阑尾炎确实和高发年龄段的中青年人不同。由于老年人阑尾炎症状表现不典型，对老年人阑尾炎的特征又不熟悉，易使患者忽略自己的病，也会给经验不足的医生带来难题，造成诊断和治疗的延误。

老年人阑尾炎的特征可以概括为"三少、四多"。

◎三少难诊断

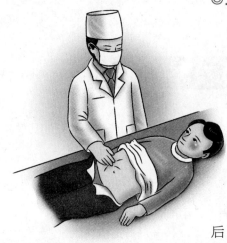

一少是症状少：阑尾炎的典型症状是腹痛，程度为剧烈的上腹部胀痛或绞痛，常伴呕吐或一两次腹泻，70％的病人在发病12小时之内，上腹部的腹痛会转移到右侧下腹部，用一个手指可以准确压出疼痛部位，走路、翻身、咳嗽……都会引发疼痛。但是，老年人阑尾炎腹痛甚轻，常常没有明显的转移性腹痛，或转移性腹痛出现较晚（12小时以后），常误诊为胃炎、肠炎、胃痉挛，原因是老年人痛觉敏感度降低。

二少是腹部体征少：所谓体征是指医生检查病人时发现的客观异常。阑尾炎典型的体征就是阑尾点也称麦氏点有压痛，在肚脐与骨盆右侧最突出点（右髂前上棘）连线上中、外1/3交界处即是，由于阑尾部位稍有不同，压痛点也可稍偏离此点，但都在右下腹区域内。炎症重时，压痛部位还可有局部肌肉发硬（肌紧张），从压痛点猛抬手，患者也会叫痛（医学上称为反跳痛）。老年阑尾炎患者压痛部位多不典型，腹肌紧张和反跳痛也不明显，这种情况与老年人腹肌萎缩、腹部脂肪多有关。此外，老年人胃肠蠕动差，阑尾炎时腹胀明显。

三少是全身反应少：健康机体对炎症会呈现一种反应，这种反应具有保护性，包括发热、白细胞升高等。老年人的免疫保护功能减退，因而阑尾炎时可不发热，白细胞升高也不明显。

小王聚精会神地听着，似乎若有所悟，周教授继续说，前面所说"三少"，绝不是说老年人阑尾炎病情轻，有句话叫"于无声处听惊雷"，"三少"正表明病情严重。

◎四多难治疗

除了"三少"，还有"四多"。

一是延误诊断多：常将老年人阑尾炎的不典型症状与体征错误地归咎于其他

消化系统病, 而忽略了阑尾炎。某著名医院曾做过统计, 中青年人阑尾炎从发病到确诊时间平均为 38 小时, 而 60 岁以上老年人则长达 60.2 小时。

二是穿孔多: 老年人阑尾组织结构薄弱, 因动脉硬化致阑尾血液供应不足, 加上诊断多有延误, 故穿孔率高, 约 30%~48% 的老年患者在手术时已发生阑尾穿孔, 而青壮年穿孔者不到 12%。老年人阑尾的穿孔甚至在阑尾炎早期就可发生, 穿孔可导致腹膜炎、肠梗阻甚至败血症等严重后果。

三是伴发病多: 这些病虽与阑尾炎没有直接的因果联系, 但多见于老年人, 诸如贫血、营养不良、慢性支气管炎、肺气肿、高血压、冠心病、肾功能不全以及便秘等。这些情况的存在不但说明老年人全身情况差, 还给阑尾炎的治疗带来许多困难。

四是并发症多: 并发症是继发于阑尾炎的一些病, 如心衰、肺炎、糖尿病酸中毒、电解质紊乱等。真是 "一波未平一波又起", 并发症的出现无异于 "雪上加霜"。

看得出小王有些紧张, 周教授微笑着对他说: "这些关, 你爷爷都闯过来了, 值得庆幸。"

⑱ 世事多不平, 肠道有"坑洼"

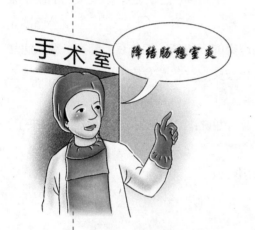

张老师在某中学任教，40多岁。他在生活中有个特点，爱吃肉食不爱吃蔬菜，自称"食肉动物"。平时除了常闹点便秘，并无大病。这天正带着学生参加军训，突然出现左下腹疼痛。阵阵绞痛难以忍受，虽有便意却解不出来，并呕吐一次。到医院急诊室就诊，血象显示白细胞明显增多，腹部透视发现结肠胀气。年轻的医生一时拿不准主意，决定先静脉滴注抗生素，同时给予解痉止痛药。

几个小时过去了，症状并没有缓解。医生用手按压左下腹，病人疼痛明显且腹壁肌肉紧张，猛一抬手，疼痛更重。医生自言自语道："真怪，阑尾炎怎么跑到左边来了？"外科主任闻讯前来会诊，决定立即手术探查。2个多小时后，从手术室里传来准确的信息："降结肠憩室炎，伴周围脓肿形成及局限性腹膜炎。"

◎憩室是怎么回事

手术之后数天，张老师的学生来病房看望他。刚好遇上外科主任查房，大家就七嘴八舌地问起了病情。外科主任从憩室是怎么回事讲起。他说："憩，有稍事休息的意思。火车或汽车经过隧道时。每隔几十米就可以看到隧道壁上有一个小凹坑，刚够一个人靠在里边。这种让养路工临时休息和避让车辆的地方，就称为憩室。人的胃肠道也是一条长长的管道，管壁可分为黏膜层、肌层、浆膜层。正常情况下3层平行排列，互不干扰，如果因为某种因素的作用3层一齐向外突出成小袋样，或者黏膜层穿过松弛的肌层向外突出成小袋样，胃肠腔内必然就会出现一个小凹坑，这便形成了憩室。憩室内如有细菌大量滋生，就可能导致憩室炎。"

◎憩室五花八门

外科主任接着说："憩室其实并不少见。据估计，人群中大约有10%的人可能存在憩室。憩室多发于中老年人。近年来随着老龄化进程的加快，憩室患者也在逐渐增多。从食管到直肠，整个胃肠道几乎都可能出现憩室。西方人憩室以降结肠部位多见，国人则以升结肠部位较为多见。从剖面上看，有的憩室像细颈瓶，有的像广口瓶。憩室可以只有一个，也可以同时出现多个。憩室是通过推和拉形成的。所谓拉，就是胃肠道周围组织发生炎症后，与胃肠道的某一部分粘连在一起并发生牵拉，腔内便形成憩室。所谓推，是指肠腔内压力增高时，将某些薄弱的部位推了出去，就像吹气球一样，腔内便形成憩室。张老师的憩室是细颈瓶状，因为口小，一旦有粪便残渣掉入其中，就不容易排出来，在里面感染发炎，形成脓肿。脓肿一扩散，便导致腹膜炎。不少患者原先并不知道自己有憩室，一旦发病，诊断起来比较困难，有时必须及时手术。"

◎温馨提示：预防憩室方法

住院半个月后张老师准备出院了。外科主任又详细交待了几点预防憩室的事项：

（1）做一次全消化道钡餐透视，了解一下胃肠有无憩室，并确定憩室大小、数目、形态及部位。

（2）增加食物中纤维素的成分，多食燕麦、玉米、香蕉、芹菜、魔芋、海带、木耳等通便的食品。

（3）治疗便秘,保持大便通畅。必要时可使用容积性泻剂(如硫酸镁、硫酸钠)、润滑性溶剂（石蜡油、甘油）、胃肠动力药（西沙必利等）。

（4）积极治疗各种可形成粘连的疾病，如纵隔炎症、结核性腹膜炎、盆腔炎、手术后粘连等。

（5）控制体重注意减肥，对防止憩室的发生大有益处。

⑲ 胃肠道息肉良恶早知道

　　胃肠镜检查的普及，使得胃肠道息肉患者能获得早期诊断，也降低了息肉恶变的发生率。胃肠道息肉是指隆起于胃肠黏膜面上的赘生物，是一种柔软的小结节，可分为良性、恶性2大类。当胃镜或肠镜检查结果报告发现了息肉，您和您的家属最担心的问题往往是：息肉属于良性还是恶性？会不会癌变？因为良、恶之间有很大差别，它涉及治疗方案和预后。那么，究竟如何辨别息肉的良、恶性呢？下面做一简单介绍。

◎看大小

　　内镜报告息肉的大小均以最大直径表示。一般说，息肉的直径越大，癌变率越高。据统计，直径小于1厘米的息肉，其癌变率为1.3%；直径为1~2厘米的，可达到10%；直径大于2厘米的，癌变率高达50%。

◎查部位

　　息肉的位置有重要参考价值，如直肠（位于肠道最低处）部位的息肉比其他部位的息肉癌变率更高，而食管息肉癌变率甚低。

◎数多少

单个息肉的癌变机会相对较少，3个以上息肉（医学上称为息肉病）的癌变机会相对较高。因此，一旦发现有多个息肉，最好定期仔细检查全胃肠道，以免遗漏其他部位的息肉。

◎辨形态

胃肠道息肉真可谓千姿百态。即使在同一部位的息肉，其形态也常不一样，在胃肠镜下呈隆起样或称为半球形的息肉（医学上称为广基底息肉）癌变率较高，而拖拉着"脖子"，特别是细长脖子的息肉（医学上称为带蒂息肉）癌变率较低。外形不规整、色泽苍白、表面粗糙不平、质地较硬脆、易出血的息肉，恶变的可能性较大。相反，息肉的形态规整、表面光滑、质地柔软、无出血，恶变的可能性较小。

◎看长速

一般说，若息肉在短期内增长速度较快，如在1~3个月内息肉体积迅速增大，且外观由平坦变成高低不平，易出血，则应高度怀疑有恶变性。

◎参考年龄与遗传

老年人患息肉，癌变的可能性较大，这可能与年龄较大、体内的免疫机制较弱有关。以结肠腺瘤性息肉的癌变率为例：20~39岁患者为0~19%，40~59岁为26%~39%，60岁以上者癌变率可高达47%~52%。

某些类型的息肉有遗传性，家族中有血缘关系的成员中可出现同一种息肉病变，如家族性结肠腺瘤性息肉病和幼年性结肠息肉病

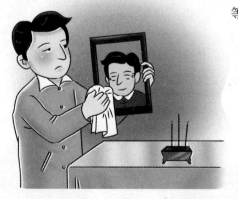

等。笔者曾遇到一位患有黑斑－胃肠道息肉综合征患者，22岁，其兄患有同样的疾病。其父亲56岁时死于"肠癌"。这些有遗传倾向性的息肉病，癌变率固然有差异，而其中有些类型几乎不可避免地会癌变，如家族性结肠腺瘤性息肉病，几乎在40岁以前均会发生癌变。

◎最终靠病理拍板

病理学诊断：炎性息肉是由炎症引起胃（肠）上皮或腺体增生所致，较少发生恶变。腺瘤性息肉：系由胃（肠）腺腺管或腺泡构成，有的还带绒毛状结构（显微镜下看），分别称为腺管状腺瘤性息肉和绒毛状腺瘤性息肉，均可发生恶变，尤以后者多见。

有无肠化：所谓肠化，是指胃中由不典型的肠腺样结构取代了萎缩的胃腺结构。重度肠化与胃癌关系密切。

有无不典型（异型）增生：一般轻度增生的细胞与原来正常细胞的形态差异不大，称为典型增生；如果增生严重，且细胞形态、成分构成已明显不同于正常细胞，称为不典型（异型）增生。中度以上的不典型增生应高度警惕，确诊为重度不典型增生者，应考虑手术切除或按早期癌症处置。总之，病理诊断是准确定性的根据，应高度重视，最好请消化或病理专家予以解释和确认。

需要强调的是，上述几点仅作参考，对胃肠道息肉应该做综合评估，最终"拍板定论"还需依靠显微镜下的病理诊断。由于恶变常常隐藏在息肉深处，因此，最好留取整个息肉送检，称为大标本检查。

由于许多胃肠道息肉常无症状，所以凡 40 岁以上的朋友，应尽量争取做胃肠镜检查，以早期发现病变。尤其是家族中发现有遗传倾向的息肉患者，更应注意及时去医院检查。对于息肉患者来说，不论曾以何种方法处置过，应该定期到医院复查，以尽早发现息肉复发。

⑳ 防治胃肠道息肉癌变有"6要"

防胜于治。随着年龄的增长，胃肠道（包括食管、胃、小肠、大肠）息肉的发病率也随之增加，胃肠道息肉可无任何症状，也可因部位的不同出现吞咽不利、腹胀、腹痛、便秘、腹泻、呕吐、便血等，更令人关注的是部分息肉可以癌变，所以防治胃肠道息肉对于防治消化道癌有重要意义。防治胃肠道息肉癌变要做到"6要"。

◎要主动去做一次胃（肠）镜检查

科学技术发展至今，准确检查息肉的方法首推胃（肠）镜。建议40岁以上的朋友，不论有无症状，都要主动去做一次胃（肠）镜检查，美国前总统里根，就是经结肠镜检早期查出息肉癌而获得良好治疗效果的。此项检查国内已经相当普遍，操作熟练的医生，不会给患者带来很大痛苦。不久前报载，邓小平同志在80高龄时还成功地接受了胃肠镜检查，当为楷模。

◎要根除息肉

不论何部位、何种类型、或大或小的息肉，都要设法根除，以绝后患，这是世界各国医生的共识，虽然并非所有的息肉都会癌变，但已有充分的资料证明，根除息肉乃是有效的防癌方法之一。根除的方法很多，如内镜下行高频电凝、电切、激光、微波、射频，也可行手术治疗，大都十分安全，不必顾虑。至于选择何种方法，因人而异，应征求消化专家意见。

◎ 标本必须送病理检查

此点应主动向医生提出，首次镜检时发现息肉应送活检外，到根治术后如能留取全息肉标本更应送检，不可嫌麻烦、图省事，因为只有显微镜下的病理诊断，才能最终"拍板"确定息肉是良性还是恶性，还因为恶性改变常藏在息肉深处，容易漏诊。

◎ 要注意胃肠道外异常

有些种类的息肉常伴有胃肠道外的异常，如神经系统肿瘤，皮肤及软组织肿瘤，乳腺、肺、卵巢肿瘤，牙齿发育异常，嘴唇或皮肤紫纹或色素沉着等。

◎ 要重视遗传性

这里指的是有血缘关系的家人，如父子、母女、叔伯、兄弟姊妹等。某些胃肠道息肉有明显的遗传倾向，如家族性胃肠道息肉病、黑斑－胃肠道息肉综合征等。若亲人中患有遗传性倾向的息肉时，自己应主动去医院检查，以期早发现、早治疗。有报道称这种普查，可使恶性肿瘤之诊断提前数年。

◎ 要定期复查，防复发

复发是息肉的特性，不论采用何种方法除去了息肉，皆有复发的可能，不论良、恶性均如此。病理诊断属良性者，应半年复查1次胃（肠）镜，如无问题，2~5年后再复查1次；恶性者，应于根治后3个月、6个月、1年各复查1次。如无复发，5年内每半年复查1次，复发者应及时处理。介于良、恶性之间者，按恶性对待。这些复查时间的安排，是国际医学权威制定的时间表，应该严格遵循。

㉑ 排便习惯改变，肠子可能出事

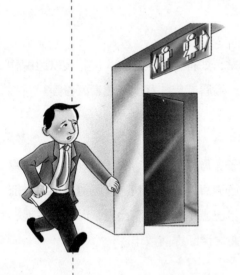

结、直肠癌在我国的发病率呈明显上升趋势，已经位居恶性肿瘤第 3 位。以上海为例，30 年增加了 5 倍多。遗憾的是，一旦确诊，多为晚期，治疗效果往往不满意。

要提高结、直肠癌的疗效，关键在于早期发现，日常生活中出现哪些症状（线索）能给我们敲响警钟呢？

结、直肠癌（合称大肠癌），最常见的症状是便血和腹痛，一般还能引起人们注意，但另一种症状——排便习惯改变，由于司空见惯的缘故，常常被忽视而放松了警惕。

◎排便习惯改变的表现与原因

所谓排便习惯改变，是指排便规律发生了和平日不同的变化，出现以前没有的腹泻、便秘、便频、腹泻便秘交替，而且持续一段时间。在结、直肠癌患者中，排便习惯的改变并非少见，如上海报告，患者出现便频的达 28%~50%；广州数据显示，腹泻及便频者为 15%。直肠癌患者，便秘为突出症状的，高达 60%！

我国健康人的排便次数为每日 1~2 次，或 2 日 1 次，极少数为 3 日 1 次，粪便多成形，或为软便、硬便。偶尔有所变化，但不会长久。

结直肠癌病人，由于肿瘤刺激肠黏膜，导致体液渗出，液体在肠腔内积存过多，刺激肠道蠕动产生腹泻。如果肿瘤伴发炎症、坏死或瘤体过大，都可造成阻塞，延长粪便通过时间，就会引起便秘。

如果便秘或腹泻伴有出血、腹痛，那就要更加警惕了！

◎肿瘤位置决定症状

位于腹部右半侧的结肠，包括盲肠、升结肠、部分横结肠，肠腔较宽，移动性也大，故这些部位发生癌症，多表现为腹泻，或者腹泻便秘交替出现。

位于腹部左半侧的结肠，包括部分横结肠、降结肠及乙状结肠，因其肠腔不如右半侧结肠宽大，比较固定，乙状结肠肠腔狭小，又与直肠成锐角相连接，故一旦出现肿瘤，容易阻塞肠道，多出现顽固性便秘，容易发生慢性进行性肠梗阻，或便意频繁。

直肠位于左下腹部，略近中线，发生肿瘤（直肠癌）时，肿瘤表面的溃疡常继发感染，刺激直肠频繁蠕动，导致便频，患者老想排便，多者 1 日可达 10 余次，排出粪便变细，带黏液，甚至全是黏液，量也甚少，患者常为便不尽而苦恼。

◎排除其他因素很重要

排便习惯常受饮食质量及种类、多种常用药物、致病微生物感染、精神情绪乃至排便环境的影响而发生改变，不过大都是一过性的。排除了这些因素，那些以前并没有这些症状的朋友，或结、直肠癌的高危人群，排便习惯的改变，已敲响警钟！应该引起足够的重视！

㉒ 大肠癌钟情哪些人？

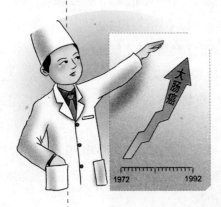

我国山东、广东、浙江、湖北等省的调查证实，大肠（包括盲肠、升结肠、横结肠、降结肠、乙状结肠及直肠）癌的发病率处于上升趋势。上海市在 1972~1992 年的短短 20 年间，大肠癌发病率增加了 2~3 倍。多数专家相信，大肠癌发病率的上升与饮食习惯的改变，主要与脂肪热量比例增大有关。大肠癌的早期症状不明显。常易被忽略，一旦出现便血、腹痛等而确诊时已近晚期，失去最佳治疗时机。

大肠癌的确切病因目前还未彻底弄清，但正如俗话所说，"树有根，水有源"，医学上已经知道有某些疾病与因素，会大大增加发生大肠癌的危险性，故称患这些疾病的人为"高危人群"。从预防保健与早期诊断观点看，了解这些情况是很有好处的。

◎ 大肠息肉患者

息肉是从肠黏膜上长出来的一种赘生物，大小、数目、形态、部位各异，多发生于 40 岁以上的成年人，大肠镜检可确诊。息肉主要靠病理学分为腺瘤性和增生（炎症）性 2 大类。腺瘤性息肉，尤其是多个的息肉容易癌变，大肠癌在腺瘤性息肉患者中的发生率比无腺瘤者要高 5 倍！尤其是直径大于 1 厘米的大腺瘤危险性更大。所以腺瘤性息肉被称为"大肠癌的癌前病变"，必须摘除干净以绝后患。即使去除息肉后（包括手术切除）仍应警惕再发。炎性息肉癌变机会较小。还有一种家族性息肉病，几乎难以避免癌变。

◎溃疡性结肠炎（溃结）患者

溃结的特点是出现慢性持续或反复发作的脓血便，结肠镜检时可见多数溃疡，像平时所见的"口疮"一样，本病不是平日所说的"慢性结肠炎"。溃疡性结肠炎发生癌变比常人高 5~10 倍，如尚未成年时就发病，病变一直活动，范围广泛，病期在 5 年以上者，癌变的危险性更大。近年来我国溃疡性结肠炎明显增多，其癌变问题很值得注意。

◎日本血吸虫病患者

日本血吸虫病流行于我国南方，被称为"瘟神"。浙江某县此病重度流行，10 万人中发现患大肠癌的有 21.5 人，列居全国之首。对比之下，无血吸虫病流行的吉林省，10 万人中仅 1.75 人发生大肠癌，前者比后者高出 12.3 倍之多！发生原因可能与患者大肠黏膜中存在着血吸虫虫卵，长期刺激大肠黏膜有关。

◎盆腔接受过放射治疗者

此类放疗多为卵巢、子宫癌患者，其直肠癌发生率比一般人高 4 倍。直肠癌的发病多在放疗 10 年之后，尤其见于放疗剂量较大的患者。

◎以前患过大肠癌及某些其他癌症者

约有 2%~11% 的大肠癌患者在治疗了第一个癌灶后又发生第二个原发大肠癌灶（不是复发），称为异时性多发。笔者曾见 1 例病人 10 年内发生了 3 个原发大肠癌灶。提醒这类患者及亲友不能高枕无忧，定期复查才是安全之策。以往行过卵巢癌、乳腺癌、输尿管乙状结肠吻合术者也在此列。曾见 1 例患者，5 年内先是患乳腺癌，手术治疗后又发生卵巢癌，卵巢癌手术后又发生了大肠癌并有广泛腹腔转移。

◎大肠癌的家庭成员

有大肠癌家族史者其发生率比无家族史者高 3 倍，除遗传因素外，可能与相同的饮食习惯有关。

◎胆囊切除术后患者

胆囊切除术后及近端与远端小肠吻合术后的患者，由于毒性的次级胆酸直接进入结肠刺激肠黏膜，增加了患结肠腺瘤性息肉和癌的危险性。

◎某些职业者

某些职业如石棉加工业、纺织业工人，大肠癌发病危险性较高。

有以上这些情况，并非一定会发生癌变，但从预防保健角度出发应引起重视，及早或定期检查防患于未然，有益无害。

（美国加州大学旧金山分校　生物之理与生物化学系　李伟晗）

㉓ 大肠癌：多吃了啥？少吃了啥？应该多吃啥？

预防应该多吃啥？就世界范围而论，大肠癌（包括结肠、直肠癌）在北美、新西兰、澳洲及西欧高发，在美国 1977 年 1 年就有 101 000 名患者发病，每诞生 25 个婴儿，日后就有 1 人会患大肠癌。而在非洲、中东、南亚属低发区，非洲 21 个国家医院的统计，有的甚至 1 年中无 1 例患者。我国近年来大肠癌发病率呈上升趋势，如上海数年内发病率升高 1 倍以上，且发病年龄明显年轻化，形势咄咄逼人！

从世界范围内大数量流行病学调查提供的资讯显示，在大肠癌发病诸因素中，饮食因素最为重要，这一发现，也为积极的预防，提供了极为有益的线索。吃，毕竟是谁也离不开的事！

◎多吃了啥？

比较了高发与低发国家、地区的饮食情况，很明显看出：高发国家多为高脂肪饮食，以美国人为例，脂肪占到总热量的 42%，比低发国家高出 2 倍，比日本高出 3.5 倍。用相同剂量的致癌物诱发动物大肠癌时，高脂肪膳食组比低脂肪组发癌率高出 1~4 倍之多。

哪些食物是高脂肪食物呢？对 12 万美国妇女所作的调查发现：红肉（包括牛、羊、猪肉）比白肉（鱼、鸡）致癌危险性更大，脂肪含量也多。肥瘦都有的猪肉脂肪含量也比大黄鱼高出 75 倍，羊肉（肥瘦均有）比虾高出 41 倍，红肉中牛肉脂肪含量稍低。

红肉中不但脂肪含量高，其胆固醇与饱和脂肪酸也多，可能与致癌性大有关系。所以从健康角度看，以白肉代替红肉好！

◎为何高脂肪饮食可能致癌呢？

要消化高脂肪饮食，必须分泌更多的胆汁（胆汁的主要成分为胆酸），值得注意的是，某些胆酸本身虽不直接引发癌，但其化学结构与某些致癌物类似，且有加强致癌物的作用。吃高脂肪饮食的人和大肠癌患者粪便中胆酸含量高出正常人及低脂肪饮食者许多倍，都提示高脂肪饮食、胆酸和大肠癌关系密切。

其次，胆固醇被肠道某些细菌代谢，形成的产物与大肠癌发生有关。大肠癌患者粪便中胆固醇含量比健康人多1倍以上。问题深入到了细菌方面，研究表明，与此有关的肠道内的厌氧菌群，特别是梭状芽孢菌及所含的一种特殊酶类，不但催化胆固醇向致癌（促癌）物转化，也使已被解毒的致癌物重新出现毒性，此类

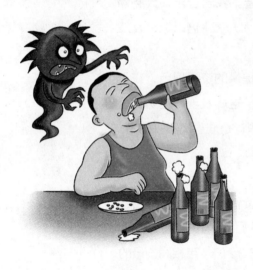

细菌在左侧大肠含量高，这也许能说明左侧大肠癌多的原因。

从红肉→高脂肪、高胆固醇→胆酸→厌氧菌的作用，像剥洋葱样一层层剥开了，但还没有彻底剥开呢！

再次，食物、药物在肠道内形成的亚硝酸盐和二、三级胺也可能是大肠癌的另一原因。对爱大量喝啤酒的朋友肯定是一个坏消息：啤酒的饮量与直肠癌的发生有密切关系，还是少喝为妙！

◎少吃了啥？

和高脂肪餐正相反，食物中纤维素摄入较多，有利于防止大肠癌发生。非洲黑人以玉米、蔬菜等富含纤维素的食物为主，大肠癌十分少见，而欧美人食物中纤维素含量颇少，大肠癌则高发。

食物中纤维素不足，大便量就少（欧美人平均每日大便110克，非洲人450克），

大便量少，使得各种致癌物在肠中浓度高；纤维素入量不足，肠道蠕动缓慢（少纤维素者，一轮排出时间 28.4 小时，多纤维素者 14.5 小时），给肠道细菌提供了充分的时间来形成多量致癌物，便秘者较易发生大肠癌可说是一个间接证明，而肠蠕动慢、高浓度的致癌物得以充分和肠黏膜接触，发挥其致癌作用。

◎纤维素的积极作用

足量的纤维素可与致癌物结合，并使某些细菌与致癌有关酶活力下降。纤维素被分解后产酸，可起到抑制致癌物的作用，并成为有益细菌肠肠内的营养物。所有这些，使纤维素被推崇为"现代第一营养素"，原来好处多多啊！

哪些食物中纤维素含量较高呢？谷类食物中的燕麦片、麸子、黄豆、玉米面；蔬菜中的蒜苗、韭菜；菌藻类中的木耳、海带、紫菜都是补充纤维素的佳品；葡萄、梨、草莓、柿子、猕猴桃的纤维素含量也较高，均可供选用，但勿过量。

◎预防应该多吃啥？

食物中某些成分对致癌因子有抑制作用，在动物实验及临床上行之有效，是值得重视的领域。这些物质包括维生素 A（鱼肝油、动物肝脏、胡萝卜素等）、维生素 E（米糠），维生素 C 尤其引人注意，长期口服维生素 C 可使有癌变倾向的息肉个头变小、数量变少。绿叶蔬菜（小白菜、包菜、菠菜，特别是菜花等）、水果中的鲜枣更是维生素 C 之王，其他含维生素 C 较多的还有草莓、红果等。市供维生素药片，服用更方便，但勿超量。此外，叶酸、微量元素硒及钙（牛奶、豆制品、木耳、海带、紫菜）也都有一定的抗癌作用。

24 年轻不是保险箱，"老大"撬后有"老三"

大肠癌（包括结肠癌、直肠癌）是发病率最高的恶性肿瘤之一，被称为"癌老三"。仅美国每年增加新病例57万人，相当于两个冰岛的人口数。我国大肠癌发病率南方高于北方，上海、江浙一带为高发区。近年来由于经济发展，生活水平提高，特别是饮食结构的改变（高热量、高脂肪），大肠癌的发病在全国一直呈上升趋势，已经引起人们的关注。

◎疯狂偷袭年轻人

大肠癌早期常无症状，及至出现便血、腹泻、腹痛等非特异症状已属中晚期，多失去治疗机会。"癌老三"的发病率随年龄增加而上升，尤其在40岁以后，而以50~60岁为高发年龄段，因此给人们，甚至一些医生一个错觉：大肠癌是中老年人的事，青年人不在此列，此念差矣！

近年来国内各地资料都发出了一个相同的警报："癌老三"在疯狂地偷袭青年人！就世界范围来说，欧美国家大肠癌高发区，小于40岁年轻人的大肠癌只占总大肠癌数的2.2%~4.5%，令人震惊的是，不少报告称我国青年人大肠癌所占比例高出欧美4~10倍之多，最年轻的1例仅13岁。

对这一严重趋势，不少医务人员也不熟悉，更不用说广大群众了！我们的年轻朋友或自恃体质好，有健康"资本"，有点什么小毛病可以"扛过去"；或忙于事业、家务，疏于检查；或更以为大肠癌是老头、老太太们的事，放松了警惕，最终成为毕生憾事！因此，青年人大肠癌的误诊率高达 60%~70%，有的竟连续被误诊 3~4 次之多，在痔疮、肠炎、痢疾之类的"帽子"下，让"癌老三"无情地吞噬着我们的年轻人！

◎年轻人大肠癌的"四多"

和中老年人的大肠癌相比，偷袭青年人的"癌老三"确有一些颇具"特色"的劣迹，归纳下来大致有 4 点：

右侧癌多：人的大肠是从右下腹开始（盲肠），向上到右中腹（升结肠），左拐至上中腹（横结肠），沿左上腹下行（降结肠、乙状结肠），略靠中线再下行（直肠）。

中老年人的大肠癌主要位于左半侧，即直肠、乙状结肠和降结肠处，约占总例数的 70%，为右侧结肠癌的 3~5 倍；而青年人的大肠癌位于右侧（即盲肠、升结肠）的明显增多，以致左右侧病变的比例相等。因为右半侧大肠固定度差、活动度大，肠腔也宽，故不像左半侧结肠癌那样较易发生梗阻，也不像左侧癌性肿块较固定，肿块活动度要大些，能摸到的较少，造成诊断上的难度大。

剧烈腹痛多：大肠癌浸润（扩散、蔓延）到浆膜层（肠管最外层），或病变、炎症引起肠道痉挛，或转移到腹腔压迫神经等原因均可引起腹痛。中老年大肠癌的腹痛一般较轻、模模糊糊或隐隐作痛，可能与老人痛觉敏感度降低有关；而青年患者腹痛明显，甚至剧烈腹痛的比较多。剧烈腹痛应该就是一个严重的报警信号，却常被忽视！

血便多：血便虽为中老年大肠癌患者常见症状之一，但青年患者血便、黏液血便更为多见，高达 70% 以上，甚或以出血为大肠癌的第一症状。值得一提的是，由于粪便在右半侧结肠（年轻人大肠癌的高发部位）里尚未完全成形，所以如有出血，常与大便混合，如为小量出血，肉眼往往看不出来，要靠大便隐血试验才能发现，所以易被忽视。有些右半侧结肠癌患者已经发生了明显贫血，常不知是何原因、病在何处；而中老年人因病变在左侧的多，因此时大便早已成形了，肉眼常可观察到与大便不混的鲜血，容易引起注意。

浸润力强的肿瘤多：所谓浸润，是指癌细胞向深层或四周组织扩散的能力。和中老年人的大肠癌相比，青年人大肠癌的癌细胞分化程度（不成熟程度或与正常组织差异度）差，浸润能力强，更容易扩散，因而预后更差，其5年存活率不到中老年人大肠癌的1/4！最新研究还发现，右半侧大肠癌癌细胞中脱氧核糖核酸含量、增殖活性指数等指标均与左侧癌不同，可能是另一种恶性更高的大肠癌。

◎早期诊断的主动权在年轻人自己手里

由上可见，偷袭年轻人的"癌老三"本性十分恶毒！要做到早期诊断。

请年轻朋友面对现实，摒弃侥幸心理，发现问题应及时检查，特别是不要拒绝结肠镜检查，须知这是世界公认的早期诊断大肠癌最有效的手段。

请医生们关注大肠癌年轻化、右移的趋势，提高警惕，放宽检查尺度，特别是直肠指诊与结肠镜检查；扩大对大肠癌高危人群（患大肠息肉、溃疡性结肠炎、日本血吸虫病、盆腔行过放疗者、以往患过大肠癌或其他癌症者等）的普查或定期追踪检查，这样常可发现早期癌变，疗效预后将大大提高。

（美国加州大学旧金山分校生物之理与生物化学系李伟晗）

㉕ 一个不应被遗忘的角落——小肠肿瘤

◎蹊跷的消化道出血

王某，女性，45岁，农民，反复黑便2年，黑便如柏油样，持续3~5天可自行消失，数日至月余后又出现。不反酸、无腹痛、不伴呕吐，亦无发热、腹泻，无明显消瘦，食欲尚可。查体时除发现重度贫血外，无任何异常。血红蛋白仅5克。2年中曾在数家教学医院门诊或住院，共行胃镜检查5次、肠镜3次、B超6次，其中半数以上的检查由教授操作，且在黑便当时检查。诊断为慢性萎缩性胃炎，慢性结肠炎，出血原因不明，粪隐血试验（-）→（+++），全消化道钡透（-）。2年中花费诊治费达6万~7万元之多。

号称全能的胃肠镜在这里显得无能为力了，虽然做了急诊内镜检查（指在末次出血后24小时之内的镜检）也没有发现出血的原因，这一事实告诉我们：出血病变不在胃镜和肠镜"管辖区"之内，即不在食管、胃、十二指肠球部和直肠、结肠、盲肠范围内。

王某出血原因到底何在呢？真有点摸不着头脑。

整个胃肠道实际上是一条连通的管子，膨大的部分就是胃，这条管子全长约7~8米。胃镜和肠镜所能看到的总长度仅2.5米，还有5米（约70%）的肠管它们是看不到的，这一部分就是远端十二指肠—空肠—回肠区域。这个范围内的病变出血，胃镜"管辖区"在其上方探不到，当然看不见什么，

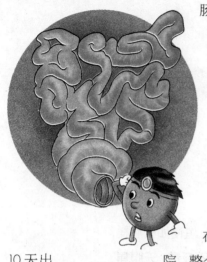

肠镜"管辖区"在其下方已过站，最多也只能看到从上面流下来的血而已！所以老盯着"上方"，或老看"下方"都无济于事，当然，先看清楚这两区也是必要的前提。

按照查房的吩咐，王某于第3天就做了腹腔动脉血管造影，结果在空肠上段不但有造影剂浓聚于一局限区域，且可见造影剂外渗征象，于3日后行剖腹探查术，就是在空肠上段发现鸽卵大之肿瘤仍在出血。切下肿瘤病理报告为平滑肌瘤。术后10天出院，整个花费只有以往的1/15。1年后随访，贫血消失。再未出现黑便，劳动力恢复。

◎问题就这样彻底解决了！

小肠虽长，抵抗有害因素的防御力却很强，是身体重要的免疫器官之一，得病的机会相对较少。另一方面，小肠蜿蜒曲折、相互重叠，肠腔狭小，常使一般诊断方法无能为力，即使是电子小肠镜，不但操作较难，深入程度也有限，幸好小肠出血只占到全部消化道出血的5%，然而这却是困难的5%！

王某病例告诉了我们小肠出血的特点。也就是说，有以下情况时应考虑小肠出血：

（1）不论是持续的或是间断出现黑便（柏油便），或隐血试验呈强阳性等，正在出血时做过急诊胃镜与肠镜检查，操作者有较丰富的内镜检查经验，却未查到出血的原因（病变）。

（2）腹部B超、全消化道（或于小肠）气钡造影有可疑发现，也可无异常。

（3）出现失血性贫血而无其他原因能解释。

（4）亦可出现原因不明的腹痛（位在脐周）、肠梗阻。

◎诊断小肠出血的方法

核素显像： 核素99m锝把红细胞打上"标记"，然后注入体内，在 γ -照相机上连续拍照，出血处可发现核素在该处浓聚，并据以推测出血部位，可协助临床决定治疗方案。本法无创伤，易被患者接受，适用于慢性反复出血或急性中等量出血，而慢性渗血时易漏诊。

腹腔血管造影： 用特制导管插入可能出血部位的血管，然后注入造影剂，根据在何血管支有造影剂外溢（X线片上显示），可初步判断出血部位与性质，并能查清有无转移病灶。此方法有一定创伤性，适用于中等或大量出血患者，王某即是如此确诊的。

小肠气钡造影： 可能发现病变部位及初步定性，要求检查者有较丰富的经验。对病人无创伤。

胶囊内镜： 将像药物胶囊一样大小的胶囊内镜吞入胃肠内，内镜延伸可自动拍摄记录所见。胶囊内镜排出后可加以检视。

小肠镜： 有经口与经肛进入大肠两种类型，要求条件高，可送活检病理。

小肠出血的病因，根据国内专家们的报道以肿瘤为多，恶性者如淋巴瘤、平滑肌肉瘤、腺癌、间质瘤。良性者平滑肌瘤、纤维瘤等较多见；其次为血管畸形或炎症（憩室炎、克罗恩病等），即要靠手术后标本由病理科医生最终诊断！

警惕扑朔迷离的消化道出血！

依靠现代科技手段可从"迷阵"中走出来！

（美国加州大学旧金山分校　生物物理与生物化学系　李伟晗）

26 结识搜索大肠癌的"好侦探"——大便隐血试验

大肠癌是胃肠道常见的恶性肿瘤，由于其早期症状隐蔽，极易被病人忽视，因此多数病人都是在出现了便血、腹痛等典型症状后才去就医，即使这时立即治疗也多是中晚期了，手术及药物的疗效均较差，有时甚至失去了治疗的机会！

那么，有没有一种简便易行、价廉可靠的方法在疾病早期就可抓住线索呢？有，这就是粪便隐血（又称潜血）试验。

◎消化道出血的种类与特点

隐血顾名思义就是"隐藏的、潜伏的"出血。消化道出血临床根据其出血量的多少可分为：

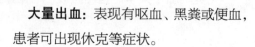

大量出血： 表现有呕血、黑粪或便血，患者可出现休克等症状。

显性出血： 表现为少量呕血或黑便（柏油样大便）。

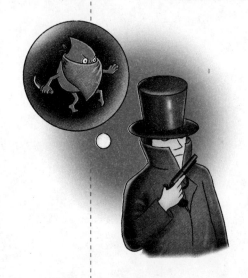

隐性出血： 肉眼观察不出任何异常迹象，只有通过特殊方法加以检查，才能证明粪中有血，亦即胃肠道有出血。胃肠道肿瘤，特别是大肠癌（早期）多为间断性隐性出血，由于长期小量出血，患者往往在不知不觉中就"贫血"了，显然这种不易被察觉的出血很隐

蔽，其危害也就更大，正如埋藏的地雷，比明枪射出的子弹更危险！

人体内的红细胞正常情况下都在完整无损的血管网中运行，若消化道肿瘤破溃出血时，红细胞会流到胃肠道中与粪便混在一起，出现各种程度的便血。

正像平素破案一样，要想抓住导致隐血的潜伏凶手，必须要有线索。临床上粪便隐血试验便是一种得力的侦察潜血、寻找病灶线索的常用手段。

◎侦探的功绩

它能发现大肠癌，尤其能发现早期和较早期的大肠癌：德国学者曾对 40 岁以上的 5 017 例患者用此法检查，共发现 13 例大肠癌，其中可以完全切除掉的较早期癌达 61.2%，还有 2 例是更早的原位癌，大大改善了患者的预后。大肠癌早期没有症状或症状极轻微，并不能说明肿瘤不活跃，或肿瘤没有转移。越没症状，患者越不会去检查，继续下去，必将失去治疗机会。粪便隐血试验正好解决了这一问题，一位专家曾报道 14 例大肠癌的患者都是因做了这项检查而得到确诊的，他们几乎无任何不适症状。

能发现癌前病变和其他出血原因大肠息肉：特别是腺瘤样息肉是大肠癌的癌前病变，它们常引起小量出血，应彻底治疗以绝后患，问题是息肉多无症状，大出血的很少，患者自己难以发现。因此只有通过隐血试验，才能发现癌前病变（息肉）的踪影。德国医生就曾在 119 例隐血试验阳性患者中，搜索出了 83 例（71%）息肉，使他们得到了早期根治的机会，真是"收获不小"。

粪便隐血试验不但灵敏度高，可靠性也高，当 50 克粪便中混有 5~6 滴血液时，用本法就能查出来。近来采用免疫学方法检查，不但灵敏度有进一步提高，还能区分出血来自上消化道还是下消化道。如果控制好送检标本的条件，发生假阳性、假阴性的机会更少。

这种隐试方法简便易行，只要取粪便送检即可，既无痛苦，又无创伤，且可反复检查，方法稳定，费用也低。

正如破疑难大案，重要线索是决定性因素，粪便隐血试验虽非直接查到大肠癌等病变本身，却可提供重要线索，引导更进一步检查：送检方法正确，90% 的大肠癌、60% 的大肠息肉均可依此线索"破案"，这位"侦探"功不可没啊！

㉗ 曙光在前——预防大肠癌不难

关于大肠癌，在本书中已经谈得不少了，然而我们更乐意告诉读者的是，医学权威相信：大肠癌可能是不久将来有望预防的癌症之一，可谓曙光在前。

预防是主动的、超前的、效益比（收效／花费）高的处置。大肠癌的预防可大致归纳为4个方面，这不仅是理论上的探讨，更有其可操作性。

◎合理调配饮食

以适度的低脂肪、多纤维素膳食为好，并科学补充有抑癌作用的维生素 A、E、C等（参阅本书章："大肠癌：多吃了啥？少吃了啥？预防应多吃点啥"）。

◎根治癌前病变——大肠腺瘤

处理大肠腺瘤是控制大肠癌发病的有效突破口，根据是：确实观察到腺瘤向癌发展的连续阶段；多数大肠癌都有过腺瘤；随着年龄的增长，腺瘤与大肠癌的发病同步上升；大肠癌高发地区腺瘤也高发，反之亦然；根除了腺瘤，大肠癌的发病也明显下降。

腺瘤是大肠息肉中较常见的一种。大肠黏膜中有许多腺体，称为肠腺，正常情况下，肠腺在黏膜中呈管状分布，有如平地上的"竖井"，肠腺上皮细胞不断分裂以新生的替换老化的成分，但这种分裂限于腺管的下1/3，越近表层，细胞分化得越完全、越成熟。而腺瘤则是腺管各处都出现了不受控制的分裂，细胞不成熟，甚至看不到成熟细胞，但还不是癌细胞，这就是癌前病变。从腺瘤演变为癌平均约需10年，这一点很重要，因为它给我们提供了充分的治疗时机。然而危险的是大部分腺瘤患者并无任何症状，有些表现为便血、黑便，少数有便秘、腹泻、下坠感。瘤体愈大，基底（"底座"）越宽，部位越近直肠的腺瘤，癌变率越高，一般癌变率在5%左右。另外，较少见的一种叫绒毛状腺瘤，广基底的多，癌变率更高达40%，有时排出大量无臭味黏液（类似鼻涕样物）为其特点，也无特殊症状。

发现大肠息肉，不论外观、症状如何，均应予以彻底根除，以绝后患，因为仅凭肉眼观察很难定性，所以取下的息肉务必送活检，以确定其性质。美国前总统里根先后3次、小布什总统亦因肠腺瘤的根除得到了好处。近闻日本天皇明仁也是如此。腺瘤性息肉之所以癌变是由一种特殊基因（APC-基因）上的染色体-5所调控。

◎防治血吸虫病

这可能是中国特有的问题。

◎普查、监视高危人群

大肠癌的危险人群除腺瘤性息肉、日本血吸虫病外，尚有溃疡性结肠炎、盆腔接受过放疗者、以前患过大肠癌经过各种治疗者、大肠癌家族成员等。英国伦敦有一间专为大肠癌家族成员开设的门诊，专门对高危人群进行普查、随访。国内外的经验都证实，普查发现的大肠癌多为早期，疗效及预后均佳。

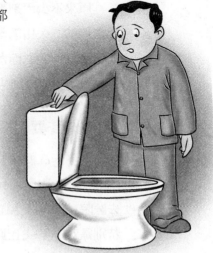

实施预防方法中，大便隐血试验和直肠镜、结肠镜检是公认行之有效的方法，千千万万的人因此受益，一般人可每2~3年检查1次，而经手术或内镜治疗过的腺瘤性息肉病人，术后前4年内，每半年做1次检查，4年后检查时间安排则可同一般人。

28 便秘害人，从头到脚

◎发生便秘的"土壤"

由于排便是一个复杂的生理过程，牵涉到胃肠道、肌肉、神经系统（包括肛门、直肠、肛提肌及腹直肌）、结肠、脊髓、大脑皮质各个平面的病变以及相互协调功能的紊乱，均可导致便秘。

具体地说，肠道方面，因肿瘤、炎症、扭曲、脱垂、肠道肌肉功能障碍及胃癌、溃疡病等；全身性疾病，包括糖尿病、尿毒症、甲状腺功能低下、皮肌炎、低血钾等；神经系统疾病，诸如脑血管意外、脊髓创伤等。有的肠易激综合征主要症状就是便秘。

原来不少泻剂都是通过刺激结肠神经感受器而促进肠蠕动起作用的，久用泻剂，源自肠道自身的正常刺激被削弱，甚至损伤肠道神经，而发生便秘，就像一个人总是依靠"外援"而不是自力更生来维持生活，一旦失去"外援"，会没法正常生活。

◎便秘要到医院看医生吗？

偶尔一次便秘，时间短暂原因清楚，无需紧张。比较长时期的便秘，由于便秘的原因众多，表现也各异，第一步还是应去医院找专科医生详查原因，这样不至于耽误一些大病的诊治。特别是对中年以上朋友，此点尤为重要。

◎便秘治疗的原则

有一首顺口溜可帮助您记忆。

膳食纤维不可少，定时排便尤重要；

泻药滥用宜避免，治疗不能老一套。

后一句是指对不同患者不同情况治疗要个体化，想用同一个方子、同一种药物去解决所有的便秘病人是不可能的。

有人说便秘食疗很重要，这是为什么？

食疗的核心是补充膳食纤维素，膳食纤维素被中外医学家列为"第一治疗要素"是有道理的，由于纤维素本身不被吸收，能使粪便膨胀，刺激结肠蠕动；还能吸附一些肠道内的毒素，因而被誉为肠道"清洁工"，试想垃圾成堆没有清洁工能行吗？膳食纤维多还能供给肠道有益细菌营养，使肠道环境酸化，阻断致癌物生成。膳食纤维多的食物有麦麸（麸子）、水果、蔬菜、玉米、燕麦、大豆、魔芋、黑白木耳等。如大便有嵌塞，宜先行清理，再补充食物纤维素。

◎便秘害人从头到脚

不少便秘的人感到头晕、头脑不清醒、情绪不好、工作效率下降、易患口腔疾病、牙疾、消化不良、腹胀、口臭；便秘可使原有的肝病、肾病加重，甚至发生肝性脑病或肾衰竭；因便秘时排便过度用力可诱发心肌梗死、心绞痛，临床上屡见不鲜；也可引起痔核出血及上消化道出血；便秘患者皮肤易干燥，面部易出现色素斑……

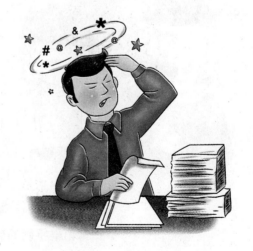

如此等等，您说是不是害人"从头到脚"？

㉙ 便秘不妨在用药中找原因

　　便秘常被忽视，药物引起便秘更易被忽视。人们追查了许多便秘的原因，却往往忽略就在身边的常见原因之一——药物。

　　便秘一词源于拉丁文，意思是"拥挤到一起""紧紧地包裹"。恼人的便秘日趋普遍，正常人群中20%有便秘，轻者消化不良、倦怠、精力不集中、口臭、皮肤色素沉着、食欲欠佳……重者可威胁已有心脏病、肾衰、肝硬化患者的生命，并非危言耸听。

◎药物为何会引起便秘

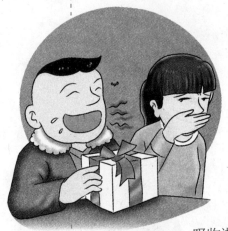

　　药物引起便秘的原因，不外乎以下几个方面：

　　抑制肠道运动：肠道规律性运动是正常排便的生理基础，包括合适的强度、节律、方式及衔接时间。某些药物或作用于支配胃肠道运动神经将其抑制，或作用于胃肠道肌肉收缩机构的不同环节，造成肌肉"软瘫"。

　　减少肠内容物中水分：肠道中的水分吸收进入体内，或被药物吸收，水分少了，粪便干结，对肠道的刺激减弱。

　　正常菌群平衡的破坏：正常排便需要肠道内有一个平衡的菌群，即占绝对优势的有益菌群（如双歧杆菌、肠杆菌等）与有害菌（如梭状芽孢菌）之间种类、数量的平衡。一些药物，尤其是抗生素类药物破坏这种平衡，有益菌被抑制，有害菌猖獗，也可导致便秘。

◎可引起便秘的常用药

本书第 30 章比较详细地介绍了可引起便秘的一些常用药，便秘朋友不妨过目，也许便秘的原因"踏破铁鞋无觅处，得来全不费工夫"。

笔者还要指出：泻剂使用不当，也会变成致便秘药。某些原本是治便秘的药，如果长期使用，肠道运动形成对"外援"的依赖，自主运动能力削弱，一旦停止"外援"，肠道难以短期内恢复自动力，结果就会发生便秘。这种情况在临床上屡见不鲜，患者却往往并不自知。

从防止便秘来说，泻剂的使用应该遵循"临时、间断、交替"的原则。

㉚ 摘掉老便秘的帽子主动权在自己手里

李师傅：

谢谢你告诉我，你的"老大难"便秘已经解决，如今可以轻松开车上路了。你说上次看病时克服便秘生活指导那番劝告起了大作用，建议我写出来分送给患者，会比光口头讲更起作用，也有几位热心的患者来信提过这事，说手里有"东西"看着，会有督促作用。我就试着把这些年来指导便秘患者调理的要点，详细写成这封信，也许不无帮助吧！

便秘的危害人尽皆知，可以简单如是说，从头到脚、从里到外，无一不受其害，大到生命攸关，小到坐立不安。然而要解决这个恼人的问题，却并非易事。

来看便秘的朋友，我开宗明义都对他们说，解决问题您负责70%以上，我最多负责30%！按时髦话讲，您是主体责任人。这绝不是我推卸责任，而是说主动权在你自己手里！

◎完善检查，搞清原因

每天大便1~2次，或2天1次均属正常。偶有超过此限，原因又清楚的话，亦不必多虑。但一改既往排便习惯，又拖延了较长时日，那就必须检查原因了。

便秘病因很多，涵盖神经精神、药物毒物、内分泌、营养缺乏等方面，而以胃肠道疾病所致便秘最为常见。

胃肠道疾病又包括肠道肌肉张力异常、肠腔内外阻塞，以及肛门直肠疾病多种，病因不同，治疗处理方法各异，所以必须经过检查，搞清原因是成功治疗的前提，这一步是不能省略的！以为便秘是小事，拒绝检查，结果轻者疗效不佳，重者延误病情，吃亏常常就出在这个环节上！

习惯性便秘是临床常见的一种，是便秘原因中的"重头戏"，多与生活习惯不良有关，虽然没有发现上述病因，但其危害、恼人程度并不稍减

本文主要针对习惯性便秘而言，对于其他原因引起的便秘，亦可作为参考。

◎扩充粪容积，纤维素帮忙

要正常排便，结肠蠕动是必要条件，结肠良好的蠕动，必须有粪便的刺激与发动，粪便的刺激又离不开一定的容积。就像您的汽车轮胎，不充够一定量的气是"转"不起来的。平日吃的"精料"食物，如鸡蛋、牛奶、鱼、肉消化到最后，留在结肠里的残渣很少，难以形成有效的容积来刺激结肠蠕动。

食物中的纤维素成分则不同，少量被肠道细菌消化，剩余的分量很多，纤维素还可保留水分，因此有足够"块头"完成"扩容"任务，达到刺激肠蠕动的效果。

此外纤维素可以吸附并排出便秘产生的有害、致癌物质；纤维分解产物是肠黏膜与益生菌的"养料"，是名副其实的"多功能产品"，便秘的朋友为什么不请它来帮忙呢？

含食物纤维素丰富的食物首推燕麦片，还有麸子（含麦麸的饼干、面包）、玉米，红薯被排列在治疗便秘食物中的第一名。蔬菜中的芹菜、菠菜、小青菜、蒜薹（苗）、魔芋、木耳、菌类、海带、海藻类；水果中的猕猴桃、红枣、香蕉以及蜂蜜，都是便秘者的好朋友，别忘了补充益生菌，它们是便秘的"克星"呢。

纤维素用量，因人而异，也因便秘程度而不同，一般而言，能达到通便效果即可，摄入过量纤维素会引起腹胀、妨碍脂类及脂溶性维生素吸收。

适当补充富含脂类的黑芝麻、麻子仁、松子仁、核桃、葵花籽等，也可起到润肠的作用。

◎定时解便，调好"生物钟"

常言道"习惯成自然"。生活规律，排便也会规律，到一定的时间，结肠就会自行蠕动，就像闹钟，到时候就会自动响起来，排便当然省力得多。至于排便

固定在什么时间，并不重要，清早就办固然好，下班后清理也不差，不必强求，可以根据自己的生活程序来安排，关键是要养成习惯，功夫不到是不行的，训练了一两个月能收到成效就很不错。俗话说"心急吃不成热豆腐"，何况"训练"肠道呢，记住：坚持到底肠道就会乖乖地听话了！有朋友问，蹲不出来怎么办？我的答复是，下次，下次的下次……再蹲。

还有2点要提醒：一是如果"定时钟"尚未调好，只要有"便意"，赶快就去解决问题，"憋便"久了，也是造成便秘的原因。二是解便时要"专心致志"，思想集中到排便大事上来，不要"三心二意"，看书报、玩手机、打电脑……分心，结肠蠕动就会受到干扰，它一"停工"，事情就麻烦多了！

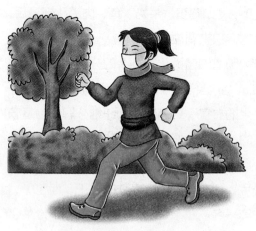

◎加强身体锻炼，给力"排便机"（肌）

排便动作需要多种部件同时运转，不仅需要肠道蠕动，且要有一定力度，还要有排便肌群，包括腹直肌、膈肌、肛提肌、肛门内外括约肌、耻骨直肠肌等的配合才能完成。散步、快步走、慢跑、骑车等运动，不但可以改善腹内压力，提高排便肌群的张力，甚至可以"给力"胃肠道纵行与环行肌本身，使多方受益。

坚持做仰卧起坐、腹式深呼吸、练内养功、强壮功、腹部按摩和练习提肛门动作，都有利于克服与预防便秘。

◎放下药瓶，端起水杯

人们追查了许多引起便秘的原因，却容易忽略就在身边的原因——药物。

这些药物或抑制肠道运动，或减少肠内容物水分，或破坏肠道正常菌群平衡，其一或几种原因，皆可引起便秘。

引起便秘的药物种类甚多，如表1所示。

表1 引起便秘的药物

胃肠解痉药	颠茄、阿托品、654-2等
消炎止痛药	布洛芬、萘普生、消炎痛等
制酸剂	氢氧化铝、硫糖铝等
抗哮喘药	麻黄碱、博利康尼
降血压药	可乐定、硝苯地平系列、某些 β - 受体阻滞剂
抗癫痫药	苯妥英钠
抗抑郁药	丙咪嗪、阿米替林、阿普唑仑、百忧解、赛乐特
抗帕金森病药	美多巴、泰舒达
精神病药	奋乃静、氯氮平
肌肉松弛药	卡肌宁、松得乐
抗过敏药	苯海拉明
阿片类	吗啡、可待因、洛派丁胺（易蒙停）、杜冷丁
抗肿瘤药	长春新碱
其他	硫酸钡（造影剂）、硫酸亚铁、钙剂、利尿剂、维拉帕米（治疗心脏病药）

◎多种广谱抗生素

讲到药，一定要讲讲泻药：泻药本来是解决便秘、通便的，怎么在这里说呢？

这是因为长期靠泻药（包括所谓的"排毒养颜"之类的保健品）通便，肠道运动形成了对"外援"（泻药）的依赖，自主运动的能力被削弱，甚至运动神经也会受到泻药损伤。一旦没有了"外援"，肠道难以在短期内恢复自主运动，发生便秘自难避免。临床上因为长期使用泻药造成便秘的人可达3~4成以上，即便医生指出来了，不少患者还是半信半疑。所以服用泻剂不能作为便秘的主要治疗方法，即便要用，也以"临时、间断、交替"为好。

摄入充足的水分，健康人每日饮水不少于2000毫升，这也是防止便秘的重要条件，因为水不但能软化粪便，也能使纤维素更好地发挥作用。摄入水量不足，身体会自动"储水"，将粪便中的水分"回吸收"到体液中去，粪便当然就会变得干燥、硬结了，所以端起水杯来，是个好习惯。

◎甩掉"包袱"，主动上阵

笔者常用这个比喻忠告为便秘而苦恼的朋友：治疗便秘就像盖房子，咱俩都想把房子盖好，咱俩就要合作，我帮你挖土方、打地基，也就是告诉您基本原则；您按照地基的要求，努力往上"添砖加瓦"，就是落实前面讲的那些事。只有地基没有楼层，永远不称其为房子；没有地基，想盖"一砖到顶"的那种楼层，或者盖不起来，即便盖了几层，迟早也会坍塌的！

信写完了，地基就打好了，伙计！努力"添砖加瓦"吧！主动权就在您手里了！我在为您加油呢！

31　拉响器质性肠病的警报

◎区分功能性与器质性肠病很重要

人的肠管是一条弯弯曲曲的连续通道，分为小肠、大肠 2 部分。大肠疾病种类繁多，有细菌、原虫、病毒引起的炎症，如我们熟悉的痢疾、阑尾炎等；有非细菌引起的炎症，如溃疡性结肠炎，肠壁结构不良可引发憩室，血管病变导致缺血性肠炎，更有良性肿瘤和人们熟知的恶性肿瘤——结肠癌；此外还有复杂多变的运动障碍性疾病，如肠易激综合征、习惯性便秘等。

总起来这些病可分 2 大类：一类叫器质性肠病。通俗地说就是大肠结构已遭到破坏，虽然程度、范围不同，有如机器中的齿轮已缺或皮带已断一样；另一类叫功能性肠病，即经过多种检查，大肠结构并无明显损坏，但运转失常，有如机器转速不规则或操作欠灵活，但零部件并无缺损伤害。不言而喻，前一类病对人们的健康乃至生命构成了更大威胁，应该及早加以识别。

◎器质性肠病警报声要细听

俗话说"雁过留声"，出现了器质性肠病，必然会有异常征象，有的征象可能出现比较早，但只要留心，自己完全可以发现这些改变，即所谓"警报信号"，"警报信号"不等于"炸弹爆炸"，也就是还能使人们及早发现和预防炸弹爆炸。

"警报信号"对于及早发现大病，无疑是十分有帮助的：

年龄：大量统计资料说明，50 岁以上的人容易发生各种器质性肠病，这是肠道长期磨损和接触毒物的后果，老年朋友当然就要多个心眼了！

大便带脓血：说明大肠"衬壁"（黏膜）已有炎症破坏甚至溃烂（疡）形成，大小血管已有破裂发生。

腹痛、腹泻惊扰睡眠：如果熟睡中被腹痛、腹泻搅醒，不能入睡，说明睡眠这一人体最重要的保护机制已经受到了严重挑战！

消瘦：疾病已影响营养的摄取和利用，或体内有消耗过程在进行，病人才会出现消瘦。

发热：高热容易引起人们注意，较长期的低热却也不容忽视，较重的肠道感染、肠道肿瘤均可出现低热。

排便习惯改变：原来大便规则的，近期变得不规则，或便秘，或腹泻。

腹肌紧张：按压腹部快抬手有痛感（反跳痛），提示已有腹膜炎发生，多因病变蔓延扩散，或系病变导致了肠道穿孔。

腹部包块：包块或固定或游走，包块质地可以是囊性或"气包"，也可以是实性的。出现包块提示有肿瘤或肠道发生了梗阻。

明显贫血：可能是失血，特别是长期小量失血累积的结果，也可以因疾病消耗所致，但患者常常并无感觉，易被忽略。

症状进行性加重：由于病变发展，器质性肠病如不治疗，病情会越来越重。

㉜　轻言痔疮出血害死人

痔疮出血害不死人，把大病误成痔疮出血可害死人！

大便带鲜血有几种情况：或覆盖于粪表面，或便后滴鲜血，或从肛门流出鲜血，甚至会在大便完时手纸上有血迹……凡此种种在日常生活中并不少见。俗话说："十人九痔"，是说痔疮在人群中常见，且大便带鲜血又是痔疮最常见的症状，因而误认为大便带血就等于痔疮。此言差矣！殊不知此"等号"贻误了多少人的病情！使他们失掉了多少宝贵治疗时机！

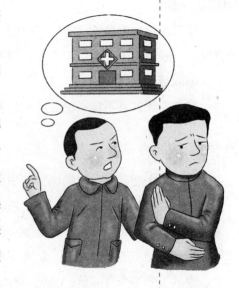

大便带鲜血说明出血部位距肛门较近，多来自大肠下段的降结肠或乙状结肠、直肠，任何病变只要损伤了这些部位的血管，就可发生各式各样的大便带鲜血。有少数出血部位虽在胃肠上部，但出血过快过猛也会以鲜血排出。根据对北京地区 14 家医院 2077 名便血病人的统计：引起便血的首因是大肠恶性肿瘤，占 53.4%，其次是肠息肉，占 21.8%。不过这是在去医院的患者中所做的统计，事实上相当多的痔疮患者不去看医生，所以不能完全说明问题，但也足以看出轻视便血的严重后果！

◎便鲜血的原因种种

按照便血常见度，便鲜血主要原因有：

痔疮：主要是内痔，通常在排便时发生，血与粪便不混，血色鲜红。或覆于大便上，或便后滴血甚至喷血。外痔常可自行在肛门口摸到。

肛裂：是小儿最常见的出血原因，除便血外多伴有排便后疼痛。肛裂常是蛲虫（俗称"白线头虫"）感染引起肛门瘙痒，继而发生细菌感染形成的。

溃疡性结肠炎：血色或鲜或暗，几乎每次大便均混有血、脓、黏液，常伴有腹痛、腹泻。

结肠息肉：属良性，有的可恶变，可多发，儿童常见，多为间歇性便血，色鲜红，一般量不多，血不与粪混，有的在排便时可见到肉状小肿物脱出肛门，便后又缩回至直肠内。

结肠血管发育不良：出血量多，多见于老年人。

◎大肠癌耽误不得

大肠癌主要是结、直肠癌，近年来国人发病率明显上升，可能与生活、饮食习惯的改变有关，多见于中年以上患者，渐有年轻化趋势，应高度警惕。初期少量血液覆盖于粪表面，随着病情发展，便血量可增多，甚至可发生肠阻塞——大便变细甚至便不出，粪有脓、黏液及特殊臭味（癌肿组织产生），出现消瘦、贫血、食欲下降等全身症状，多见于晚期病人。大肠癌最容易误诊为痔疮、痢疾、结肠炎。

便血，可以误大事，办法还是去医院消化内科、肛肠外科详细检查为妥，躲是躲不过的！

㉝ 腹部胀气的科学与现实问题

"噗"的一声，打破了四周的寂静，齐齐射来的眼光令你尴尬万分，这"气"从何来？为何要在此时不争气地"跑"出来？

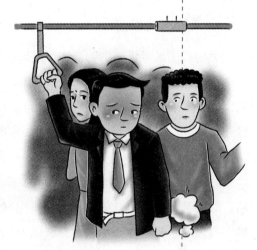

这类患者有腹胀，腹胀可由多种原因引起，如腹水、巨大囊肿或肿瘤的压迫和牵扯，甚至肥胖者腹壁脂肪的堆积……均可造成腹胀，不过胃肠道胀气还是属于最常见的原因。研究表明，许多自述腹部胀气的病人，产气并不过多，胃肠道中的积气也不过剩，不比健康人多，很可能是一种胃肠道的感觉异常。

◎ "气"从何来

胃肠内气体来源有三：

（1）咽下的气是胃肠内气体的主要来源，每次吞咽或讲话时都有几毫升气体从食管进入胃，每天总量可达数升，这部分气体立位时易排出，卧位时则不易排出。

（2）肠腔内产生的气体是糖类和氨基酸受细菌分解后的产物。

（3）从血液弥散出来的气体种类随局部压力差而定。

从化学成分上看，①氮气，主要由吞咽咽下和血液弥散而来，分布于全胃肠道；②氧气，在结肠中浓度极低，可被需氧菌迅速利用；③氢气，由结肠中未被吸收的豆类、某些糖类经细菌分解所产生；④甲烷，约 1/3 的正常成年人可产生，系由产甲烷的细菌利用氢气生成的，与摄入食物种类无关；⑤二氧化碳，存在于全胃肠道，来源于胃酸（盐酸）与碳酸氢盐的中和反应，也可由某些糖类、豆类、脂肪酸经细菌作用后生成。可见，人体胃肠内的气体"五花八门"，以上 5 种气体占胃肠道内气体总量的 99%。

◎ "气"去何方

有来有往，胃肠道内的气体也是如此。

嗳气：正常胃内气体有 20~80 毫升。一次嗳气即可全部从口内排出。进入胃内气体过多引起胃膨胀，使下食管括约肌松弛的食物（如洋葱、西红柿、薄荷等）、药物（如阿托品、颠茄、654-2、心痛定等）均易引起嗳气。饭后轻度嗳气属正常现象，不用害怕。

放屁：医学上称"排气"，国人文雅称之为"虚恭"。健康人进食普通饮食后，每天平均放屁 14 次，每日放屁排出气体平均约 60 毫升（200~2 000 毫升）。排出气体的主要成分为氢气、二氧化碳、甲烷、二氧化氮等。这些气体来源于糖类吸收不良，乳制品中的乳糖在缺乏乳糖酶时被细菌发酵产生过量气体。一般来说，这些气体并不臭，而屁的臭味，最新研究认为系来自甲烷硫醇和二甲基硫化物等微量气体，多与蛋白质类食物有关。

◎ "气不顺"的种种表现

气体"收支不平衡"，或者胃肠道的感知性异常增强，则可出现下列种种症状：

嗳气：常因精神紧张，受刺激或过度焦虑而发生。

气痛综合征：可突发或缓慢发生。疼痛时间长短不一，与饮食关系不大。疼痛积气发生在左上腹的叫脾区综合征，发生在右上腹的称肝区综合征。有患者摸到"气包"，常于排气后消失。胃肠动力学研究表明，这类患者肠道中气体量并不比正常人多，是因为肠道运动紊乱，干扰了气体的运行过程而产生胀气的。注意乳糖酶缺乏，腹胀与饮用牛奶及其制品有关。

放屁过多： 可能由于吃某些易产气食物过多，也可能与肠内产气与耗气细菌之间失去平衡有关。

腹部胀气： 腹部敲之如鼓，多以肚脐为中心，排气后腹胀可减轻或消失。

值得注意的是，某些病理情况，如肠粘连、腹腔炎症、结核、肠道肿瘤等，可以造成肠道梗阻，气体排出不畅，也可发生全腹部或某一部位胀气，而且不易缓解。

◎自疗有方

首先应请医生诊断清楚，排除糖尿病、甲状腺功能低下、肝脏疾病、胰腺疾病、胃肠道肿瘤或炎症造成梗阻引起的腹胀（气），诊断明确，是重要的治疗前提，不要自己随便吃消胀药，免得耽误病情！

避免焦虑、烦躁、恐惧，这些不良情绪会影响胃肠道正常运动。必要时可服少量镇静剂。日常生活中请注意下述几方面，有助减轻腹胀。

（1）细嚼慢咽可以减少嗳气的发生。不嚼口香糖、槟榔和及早戒烟。

（2）部分人因小肠乳糖酶缺乏，特点是胀气与喝牛、羊奶及乳制品有关，这类人可改服酸奶或舒化奶（包装上标明LTH技术）。

（3）避免或减少进食易产气的食物，如豆类、白菜、包心菜、燕麦片、椰子、无花果、桑葚、核桃、甘蔗等，因这类食物中含易产气的植物蜜糖或菜豆糖等；少饮产气饮料。增加食物中纤维素含量，可加速肠蠕动而有利于排气。

（4）可在餐前服用某些吸附气体的药物，如活性炭、思密达、二甲硅油等，这些药物可减低肠管内气体张力，使大气泡变小。也可服用自主神经调节剂，如谷维素。

（5）服用微生态制剂，如金双歧、整肠生、培菲康等，增加肠道内有益细菌，抑制有害细菌，减轻腹胀效果明显，但勿与抗生素同用，以免影响疗效。

（6）停服各种抗生素，以恢复肠道内菌群间的平衡，有利于改善腹胀症状。

（7）慎用抗胆碱能药物，如654-2、颠茄、阿托品、钙通道阻滞剂（如硝苯地平），这些药物松弛肠道肌肉，可使腹胀加重。

（8）在腹部脐周用手掌做同心圆形的轻按摩，由内向外，再由外向内，每次5~10分钟，每日2~3次，持之以恒，必有好处。

34 五颜六色话大便，消化系统疾病好线索

52 年前，我还在北京人民医院做实习医生，每遇钟惠澜院长查看消化患者时，必要问我们是否亲自看过患者的大便，看到的颜色、性状如何，有时还会领着这帮小大夫，亲临"现场"，就地点评。此情此景，记忆犹新，终生难忘。

◎颜色变化自有因

观察大便颜色，对胃肠道、肝胆等疾病的诊断有着重要意义。医院大便检验报告单的第一项就是颜色，可见颜色在大便检验中分量之重。

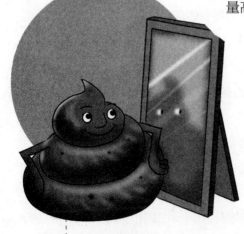

进普通饮食的大便，多呈淡黄色或淡褐色。大便颜色深浅主要是由其中尿胆原含量决定，色素含量高则颜色深，反之则浅。也和食物种类有关，肉食多时颜色深，素食为主时颜色浅。可见即便是健康人，大便颜色也并非固定不变。而疾病时，大便更是"五颜六色"，颜色的改变，提供了许多有价值的信息，能帮助我们辨认疾病，但同时也有不少"山寨版"会扰乱我们的判断，不可不加注意。

◎鲜红色便

大多是正常大便带有血液，常见于痔疮、痢疾、大肠息肉、溃疡性结肠炎、结肠癌、缺血性肠病等，鲜血提示病变位于结肠下部，但肝硬化、溃疡病发生大出血时，也可排出鲜红色甚至全血便。出血量少而水分较多时，可排出洗肉水样便。

注意：食入较大量西瓜、西红柿、红辣椒等，大便也可呈淡粉红色，苋菜可使大便呈黑红色。

◎黑（色）便

黑（色）便多见于溃疡病出血、肝硬化食管胃底静脉破裂、胃癌、小肠肿瘤等病变的出血，黑色均匀一致。黑便提示出血部位多在小肠以上，出血量至少在50毫升以上，且在肠内停留超过8小时。有些黑便外观看起来发亮有光泽，有如沥青（柏油），又称柏油样便。

注意：服用某些药物，如治疗胃病的铋剂（胃必治、果胶铋等），治疗贫血的各种铁剂，如硫酸亚铁、富马酸亚铁等，进食较多黑莓、桑葚，大便也都可以发黑，但少有发亮。

吃了动物血做的菜肴，如毛血旺、羊血汤等，也可出现油光锃亮的黑便，会造成临床诊断上的困难。

◎酱色便

酱色便是阿米巴痢疾、坏死性小肠炎粪便的特征，颜色多呈均匀一致。

注意：食入大量巧克力、咖啡、可可等，甚至豆瓣酱，也可出现酱色便。

◎绿色便

出现大便发绿，应该考虑胃肠道内有胆瘘存在，所谓胆瘘，是指胆汁从异常通路进入了肠道，绿色是胆汁染成的。多呈均匀一致的绿色。

注意：食用大量绿叶蔬菜可以出现大便发绿。

◎陶土（白色）便

陶土色便提示胆道系统发生了梗阻，胆汁完全不能或只能少量排入肠道，常见病因为胆道结石、肿瘤或炎症。

注意：行X线钡餐造影或灌肠时，白色造影剂硫酸钡可使大便发白，但为一过性的。治疗胃病的氢氧化铝、硫糖铝等白色药物，也可改变大便颜色。

◎浑浊洗米水样便

浑浊洗米水样便，是由于大便中含有大量黏液和脱落的肠道上皮组织，为霍乱、副霍乱特征性大便，有重要诊断价值。

◎透明胶冻样便

这种大便是因为结肠黏膜受刺激或病变，排出大量黏液所致，常见于炎症初期、肠易激综合征（IBS）、结肠肿瘤等。可以呈全胶冻样或只带有胶冻样物。

单纯黏液便呈无色透明，黏液脓性便则色黄不透明。小肠病变时，黏液多和大便混合均匀；结肠病变时，黏液常附着在粪便表面，应该细致观察以辨别之。

◎混合色便

临床上实际较多见，可以出现鲜血－酱色便、绿色－黏液便、鲜血－黏液便、鲜血－黑色便等组合，其临床意义可参考各相关内容。

35 顺顺当当解便的科学

◎解便的神经网络

解便是一项重要生理活动,一个人从"呱呱坠地"到"盖棺"之前都不能缺少这项活动,常言"去其糟粕","去"主要指解便。

解便又是一个复杂的神经反射过程:参与解便的肌肉不少于10对(左右对称),参与的神经也在4~5对以上,其平面上至大脑,中至脊柱,下至盆腔,神经细胞数就更多了,这样就构成了一个立体网络,上下左右传递信息,多方下达指令,忙矣!

整个网络任何一阶段、一平面上出现障碍或受到干扰,就会不同程度地影响解便,久之可继发脱肛、肛裂、痔核、反常性腹泻,甚至大便失禁……影响人们的生活与工作。

虽然人生来就会解便,但要健康地、科学地解便还得学习有关的医学知识并用到日常生活中去,这就是本文提倡的"六要"。

◎一要专注

解便时如果又干其他事,久之会影响解便过程顺利进行,蹲在厕所或坐在便器上看书、看电视、打游戏机、打电脑……都不相宜,一心不二用，只想到解便才行。

◎二要"尊重"便意

便意是直肠神经受到粪便刺激发给大脑的信号，出现便意，如无特殊不便，应尽快去解便。经常抑制便意或憋住不解，久之这种便意会迟钝、弱化，解便动作就难以启动。所以"尊重"宝贵的"启动者"，也是很重要的。

◎三要意解

就是顺着便意去解便，一般稍稍用力或不用力都可，"想到"解便就行了，如果急于"完成任务"或因多种原因，特别是大便过度干燥而强解，即突然用力（俗称"挣"），粪便在肠道中急速通过，括约肌内外过大的压力差，可以造成黏膜或括约肌损伤而流血，"欲速则不达"矣!

◎四要定时

定时解便可使复杂的反向过程自动化，到时就运转，定时解便是一个好的生活习惯，至于安排在何时则并不重要。餐后解便是利用了胃结肠反射提供的条件，如无病态，算是"因势利导"，并无不可，定时解便习惯的养成需要坚持训练，不是三天两天可成的事。

◎五要观察大便

莫嫌大便臭，提供信息多。所谓信息，就是自己的消化情况、胃肠道功能以及某些疾病的线索。例如，大便带血提示肠道疾病造成了血管破裂，是痔疮? 还是肿瘤? 还是炎症? 那就要进一步查了。又如，大便奇臭常常提示有蛋白质消化不良等。"回头一看值千金"，看看粪便并无不卫生之嫌。

◎六要注意食疗

当今，便秘十分多见，半数以上的患者都有长期用泻药（包括所谓减肥药）的情况，顺顺当当解便要靠肠道本身的运动和肌肉、神经的配合，而肠道运动的原始刺激应该来自足够容积的大便，长期靠外力（泻剂），会削弱肠道本身的生理反应，一旦停用泻药，自然就会发生便秘。对于无器质性病变的便秘，主要靠食疗和健康的解便方式，食疗的核心则是多进含纤维素的食物，如蔬菜、红苕、木耳、红枣、香蕉，特别是燕麦片、麸子等，当然也要持之以恒才行。必要时在医生指导下，临时、少量、交替应用一点通便药也无不可，但"本末不可倒置"，本，是健康的解便习惯与科学的饮食，药，只是权宜之策。

顺顺当当解便会使你有一个清洁、健康、长寿的内环境，带来的将是愉快的生活、高效率的工作！更能预防不少肛肠疾病的发生。

36 别叫我克隆，我早改名克罗恩了

◎腹痛、腹泻引起包块

35 岁的王老师（男）来到专科门诊，精神显得有些疲惫略带迷茫，职业经验告诉我，他可能有某种慢性病缠身。

还没有等我开口问，他就先说了："我下腹部胀痛 1 年多了，中医、西医到处看，且不说中医，西医就给了好几个不同的诊断，什么炎症性肠病、溃疡性结肠炎，还有克隆病、克罗恩病，把我弄得一头雾水，越看越糊涂……"

"先不说这些，你的腹痛是怎么回事？"我问道。"开始时隔几天痛一两次，隐隐作痛，有时痉挛痛上一阵，肚子里面咕噜咕噜响，常常是吃饭后加重，放屁后轻松……"他答道。

"拉肚子吗？"我又问。"忘记说了，起病时隔三五天拉 1 天，2 个月后发展到每天要拉两三次，稀糊样大便，并没有脓血，大夫说是结肠炎，吃了结肠炎丸半个月，一点事也不管，反而发起烧来了，也不知道是咋回事？"

我请他上床检查腹部。发现右下腹部有压痛，痛时可触到一鸡蛋大小包块，痛后触诊包块消失，肛门指诊无异常发现。我决定为他做结肠镜检查以确定病变部位和性质。

结肠镜检查很顺利，发现盲肠黏膜有肿块样隆起，表面糜烂有溃疡，直径约 3 厘米，质地僵硬，肠腔稍显狭窄，活检时组织很脆。胸部 X 线拍片、血常规及血沉、结核菌素试验都无异常。好不容易等了 3 天，活检病理报告出来了，黏膜重度慢

性炎症，有上皮肉芽肿改变。和外科医生商量后，经过再三动员，住进了普外科。他三番两次跑到消化科找我，"李主任，我到底得的是什么病呀？外科是要动手术的呀！"

"根据已有的材料，初步考虑为克罗恩病，从症状和查体看，已经有慢性不全性肠梗阻存在，单靠内科药物治疗，难以解决问题，是手术治疗的适应证，这是外科主任和我共同的意见，希望您作出决定。"事情对他来说的确有些突然，我知道他难以接受，只得耐心地解释。

很遗憾，他自动出院了……

半年后他又来了，精神和体质显然差多了，他说近来常常发烧，伴有寒战、多汗，体重掉了 4~5 千克，口腔常出溃疡，还犯起关节炎来了……我告诉他，这是克罗恩病一些常见的并发症。这次是他主动要求住院的。

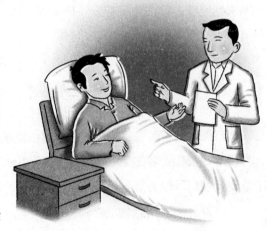

经过短时间支持治疗，他终于接受了手术，手术进行顺利，切除标本病理报告：回盲部黏膜溃疡伴肉芽肿性病变，累及部分肠系膜淋巴结，病理诊断为克罗恩病。

◎改名换姓始末

王老师手术后恢复得很好，快出院前他找我，来了个"打破砂锅问到底"。

"我怎么得了这么个怪病？"

"这倒不是什么怪病，在我国有增多趋势，只是人们还不熟悉，没有引起注意罢了。"我说。

"以前的大夫给我诊断了一大堆病，那我到底有几种病？都是什么病？"王老师问道。

"这个病的名称确实有点乱，老名字叫克隆（氏）病，近年来生物科学发展，克隆技术（clone）应用广泛，容易产生误会，所以根据本病发现者——美国医生B. B.

Crohn 名字的发音，译成克罗恩病，不但更准确，而且避免了误会。本病还用过其他名字，如肉芽肿性肠炎、节段性肠炎、局限性回肠炎等，现已不用。说炎症性肠病也没错，因为它是溃疡性结肠炎和克罗恩病两者的总称。所以您得的就是一种病，其他小毛病都是派生的并发症。"我回答道。

"这种病的原因何在？"

"遗憾的是，病因到现在还没搞清楚。可能由于某种病原体或者致病因素进入体内，引起体内免疫反应。已经注意到吸烟、高糖饮食、多吃快餐得本病的危险度比没有这些因素的人群分别高 2.6 倍、2.6 倍与 3.4 倍，而这些危险因素在国内越来越流行，您沾边了吧？"他笑而不答。

◎ 手术还是服药

"这病非得动手术吗？"我知道他是怕动这次手术吃了亏。

"那倒也不是，但像您这样已经有梗阻（肠道不通）的，那就非开刀不可。此外，如果发生了腹腔感染、化脓，这些情况也只有手术才能解决问题。放心吧，您的手术对着呢，要是第一次住院就做了，今天早都完全恢复了，医生的忠告，还是要听哦！"他有点不好意思。

"克罗恩病能用药物治疗吗？"

"当然可以，大多数病人都是先用药物治疗，最常用药物是水杨酸偶氮磺胺吡啶（SASP），每次 1.0 克，每日 3~4 次。但此药常有皮疹、血小板减少、胃肠不适等副作用，其新型制剂称 5-ASA 类，之中美沙拉嗪应用较多，每日 1~1.6 克，逐渐加量至每日 4~4.8 克，1~2 周内症状可改善，维持 2~3 月或更长一些时间。即便是做了手术，手术后如能用药一段时间，也可减少复发。用这类药物，要口服补充叶酸，定期查血常规和肝肾功能。此外有些急性较重患者，也可短期应用肾上腺皮质激素。"我说完这些，从脸上表情看得出来，他的疑虑都消失了，我给他开了 1 个月维持剂量的美沙拉嗪。

后记：半年后他再来门诊复查时，病情稳定，人也长胖了……

37　秋高气爽旅游好，水土不服这样办

◎ "水土不服"并非今日始

随着社会生活的进步与经济条件的改善，旅游不仅成为生活中的常事，更是保健养生的好方法。不论是周边游、国内游，还是出国游；也不管天上飞、水上游，还是陆地行，都是快乐、高兴的事，出行之前人人都有很高的"期望值"。

然而坊间称为"水土不服"的拉肚子，常使兴高采烈的游人难以收拾、尴尬不已，或一头冷水、大为扫兴，甚至打道回府、败兴而归。

其实"水土不服"并非今日产自中国，"老外"也一样。30多年前，西方医学家发现去墨西哥、肯尼亚、中东等热带、亚热带地区的旅游者，很多人莫名其妙地出现腹泻，幸好多数人可自愈。以后人们注意到，即使是在发达国家，如美、法、英等国之内或这些国家之间的旅游者，也会"闹肚子"，病因一直搞不清楚，直到1977年才正式命名为旅行者腹泻，强调旅行是发病的重要条件，病因研究也有了公认结论。

为了"接轨"，我们得"改改口"称旅行者腹泻吧！

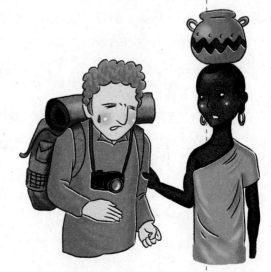

◎好好的，他怎么成这样啦？

本病起病急骤，到达目的地后半天至 7 天出现腹泻，每日 2~10 次不等，多至不能离开便器，大便为水样及少量黏液，肉眼观察不应有血便，患者感到虚弱，可有腹痛、恶心、呕吐、头痛、全身肌肉痛等症状。偶发烧，但不高，如发生在小儿、老人，病重时可脱水，酸中毒。1~5 日后可慢慢自愈，偶可发展成为长期慢性腹泻或肠易激综合征（IBS）。

现已查明，旅行者腹泻的罪魁是一种产肠毒素的大肠杆菌（简称 ETEC），当入侵人体细菌数目达 1 千万 ~1 亿个时发病，细菌虽不破坏肠黏膜，但牢牢黏贴在肠黏膜上分泌肠毒素引起腹泻，不同种的 ETEC 产的毒素不同，是患者症状轻重不等的原因之一。

除了 ETEC 之外，沙门菌、病毒等也可引起腹泻。旅游时舟车劳顿、时差、饮食习惯与生活环境的改变，精神体力疲惫等，都可导致免疫力降低，也是发病诱因。

◎莫慌张，就这么治

一旦出现腹泻症状，不必过度紧张，可以进食，但要求食物柔软、易消化，如稀饭、苏打饼干、稀汤细面条等，不宜食用油腻、煎炸食品与奶制品。体力休息有助于恢复。重要的基本治疗是补充液体和电解质以补偿损失的成分，口服补液盐（市场有成品出售）最好，也可用淡茶加少量糖、果汁、不含咖啡因的碳酸饮料代替。液体量补充得够不够，看尿液就知道，如果无尿或量少而黄，说明你补充的液体量还不够。腹泻严重者，要到医疗机构采取静脉点滴补液，纠正酸中毒。

对症药物可选：

藿香正气胶囊，4 粒 / 次，1 日 2 次，或正露丸 3 粒 / 次，1 日 2~3 次。一般不用抗菌药物（抗生素），因使用不当反可加重病情，只在病情较重时可选择下列之一（成人量）：

诺氟沙星（氟哌酸），1 次 0.3~0.4 克（3~4 粒），1 日 2 次，5~7 天。

左氧氟沙星（左克），1 次 0.1~0.2 克（1~2 粒），1 日 2~3 次，5~7 天。

盐酸小檗碱（黄连素），1 次 1~3 片，1 日 3 次。

不必常规服用止泻药，免得阻碍有毒物质排出，除非腹泻次数过多，影响日常生活者，可以酌情加用止泻药，如思密达，1日3次，1次1袋，或鞣酸蛋白，1日3次，1次3~6片。

◎预防胜于治疗

旅游者腹泻的预防极为重要，由于患者及带菌者为主要传染源，通过污染水、奶制品、食物而传播，尤其在热带及亚热带，卫生条件差的地区高发，而旅游常常是集体行动，传播更容易发生，所以预防更为重要。

必须特别注意饮食卫生，避免未煮熟的蔬菜、肉类、海鲜及不洁饮料，提倡喝质量可靠的瓶装纯净水。保证餐具充分消毒。

旅游中应该避免过度疲劳。

同行中出现患者，应注意排泄物消毒和胃肠道隔离，同时积极治疗患者。

出发前适当多喝些酸奶或益生菌，建立肠道中健康菌群，有助于对抗致病菌的侵入。带好前面介绍的常用药，都是好主意。

搞好预防，就能放心、快乐地旅游了！

38 帮老年人选通便药

◎人老苦遭便秘欺

便秘是老年人苦恼问题之一，60岁以上的老年人发生率高达15%~20%，不但影响生活质量的各个方面，而且一旦诱发心肌梗死、心绞痛、肾脏功能衰竭等，可能威胁生命安全。

老年人便秘多的原因，一是胃肠道功能老化，蠕动排空力减弱；二是年老多病，某些疾病是产生便秘的直接原因，或对便秘造成影响。因为病多，治疗用药必然增多，某些药物也是引起便秘的原因，如安眠药、降血压药及抗生素等。

◎搞清便秘原因很重要

选择通便药之前，务必搞清便秘的原因，尤其是便秘已久，发展越来越重，伴有贫血、体重减轻、腹痛、便血之类的便秘更当警惕，这样才不至于误大事。肠镜或X线钡剂灌肠、大便隐血及常规检查、血沉这3项是最基本的检查。

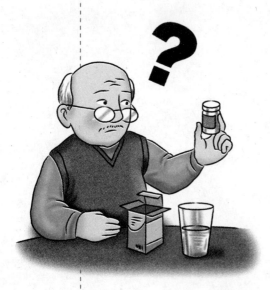

◎看看排便情况用药好参考

如果没有器质性病变，就可以放心选择通便药了，可以大致参考便秘情况与粪便性状来选择：

粪便量很少，有排不尽感：首选扩容性泻药。

粪便量正常：选择促胃肠动力药、刺激性泻药。

粪便少而干（"羊屎蛋"样）：选择渗透性、润滑性泻药。

◎可用药物盘点

推荐常用药物如下：

扩容性泻药：聚乙二醇-4000（福松），每次3.0克，每日1~2次。

促胃肠道动力药：莫沙必利，每次5~10毫克；西沙必利，严重心脏病慎用，每次5~10毫克，每日3次，餐前服。曲美布丁，每次0.1~0.2毫克，每日3次。

渗透性泻药：乳果糖，每次30~40毫升，每日3~4次。甘油（开塞露，丙三醇），用于大便干结在直肠者，入肛1枚。

氧化镁，每次3.0克，每日3次。硫酸镁（硫苦，泻盐），每次5~20克，每日1~2次，多喝水。

刺激性泻药：酚酞（果导），每次0.05~0.2克，睡前服。复方芦荟胶囊（通便灵），每次0.5~1.0克，每日1~2次。

润滑性泻药：液状石蜡，每次15~30毫升。

其他与中药：胆汁槟榔维B_1胶囊（胃肠舒），每次2~4粒，每日1~2次。口臭、身热、尿黄色少属热燥实症，用麻子仁丸；胸胁胀满、嗳气属气滞，用六（或四）磨汤；食滞用保和丸或枳实导滞丸；病后，气短无力、面色苍白属虚症，用四物汤或黄芪汤加减。

◎治疗便秘的原则

（1）各种便秘都可加服益生菌制剂，有益无害。

（2）各种泻药均不宜长期服用，否则一旦停药，便秘更重。

（3）从小剂量开始，达到效果，就不必加量。

（4）推荐的这些通便药，都比较安全，但仍请仔细阅读药物说明书，注意药物副作用。

（5）增加食物中纤维素，增加运动，多饮水，养成定时排便好习惯。不要"憋大便"，更是治疗原则中的重点，不要忽视！

㊴ 卡斯特罗病情解密——古巴医疗专家组答记者问旁听记

发言人：哈瓦那大学医疗中心专家组 雷特博士

参加者：世界各大媒体记者

◎卡翁忙大事，症状没注意

雷特博士（以下简称雷）：各位前不久可能已经得知，卡斯特罗同志患的是憩室病，经过系统治疗，目前恢复良好。

欢迎各位提问，我将尽可能给予解答。

BBC 记者：可否告诉他的病是怎么发现的？因为我们知道憩室病不太容易诊断。

雷：您也许记得，5~6 年前在一次公开集会上，他曾经摔过一大跤，甚至电视上也有画面，曾经有人以为这是偶然的，毕竟他已是快 90 的人了，但是保健团队却不是这样看的，专家们认为这是他体力明显衰退的表现，应该进行全面检查。

VOA 记者：他很合作吗？

雷：他全部精力都放在国家大事上，认为检查浪费时间，但经过再三劝说，包括劳尔的劝告，他最终同意全面检查。在这之前，他出现过几次餐后上腹部胀痛，轻度恶心、呕吐，但很快就过去了，以为是一般的消化不良，你们知道消化不良在我们和西方国家都是很常见的，不当一回事，但出现了一次消化道出血，引起了医疗专家的警惕。

◎破解十二指肠憩室之谜

半岛电视台记者：做过哪些检查是不是秘密？能否公开？

雷：检查是全面的，但因为消化系统的症状突出，所以消化系统的检查更详细一些，包括：肝功能，B超，上腹部CT/PET，胃镜和结肠镜检查，而最终进行的全消化道气钡双重造影获得的资料对于确诊最为重要。

确定诊断是十二指肠憩室并发严重炎症。

半岛电视台记者：请你详细介绍一下。

雷：十二指肠憩室多见于50~60岁以上者，其发生率随年龄增长而升高，大部分发生在十二指肠降部乳头旁，与肠壁薄弱、肠腔内压力增加有关，最近也有学者认为与迷走神经发生退行性改变有关。

NHK记者：日本医生认为憩室并不是一种严重情况，卡翁似乎有些不同……

雷：憩室本身并不是严重情况，但如果发生有炎症，憩室开口很小，憩室体部又较大，所积存的脓液难以排出，憩室还与周围组织发生了粘连，因而问题就比较严重。卡翁先后出现了上腹部隐痛、恶心、嗳气、腹胀、饱食后症状加重等，特别是前面我说过，消化道出血、体重减轻、发热引起了我们的重视。憩室病还可能出现穿孔甚至肠梗阻等更加严重的并发症，幸好，没有发生在卡斯特罗同志身上，感谢上帝！

◎闯过几道"生死关"

安莎社记者：较重的憩室炎和出血是导致他手术的唯一原因吗？

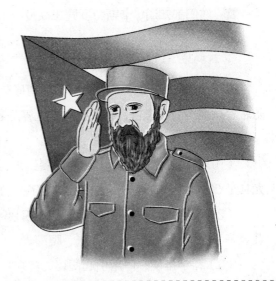

雷：问题比较糟糕，因为进一步检查发现他还患有胆总管炎症、结石和慢性胰腺炎，其实这并不使医疗专家们感到意外，由于解剖部位的关系，二者是十二指肠憩室最常出现的情况，因而对治疗方法必须有更全面的考虑。

VOA 记者：我们知道卡翁接受了手术治疗。

雷：不错，虽然大多数憩室患者不需要手术治疗，而且手术治疗的难度和风险都比较大，但是他有顽固的症状，经过一段时间系统内科治疗，包括饮食控制和调节、抗酸解痉、止血、应用抗生素及胃肠减压、腹部按摩和体位引流等，疗效不好，可能和憩室开口很小，难以满意地自动引流有关，更加重要的是，考虑到胆总管炎症、结石与胰腺炎的恶化，对于患者来说常常是致命性的，更何况发生在一位近 90 高龄的人身上，所以经过多次会诊、讨论，最后还是选择了手术方案。

法新社记者：有外国专家参加手术吗？

雷：你知道古巴有世界第一流的医疗专家和条件，手术完全是我们独立完成的，当然我们也感谢世界各国的同行，出于人道主义，他们提供了不少有益的经验与建议。

俄通社记者：我们为手术成功感到高兴。

雷：谢谢。为卡翁施行的是憩室切除术加上胆肠吻合术，因为胆总管已经受到病变累及，这样可以避免手术后复发，对于慢性胰腺炎也做了详细的探查和相应处理。从外科角度来说，这是一次大手术，手术后需要长时间的康复锻炼。

法新社记者：我们看到不少照片，报道他康复锻炼的情况，对于一位 80 多岁高龄的人来说，其坚强的意志和精神令人钦佩，我们祝愿他长寿！

雷：你们都知道，卡斯特罗同志恢复得很好，这是所有古巴人民最高兴的事。

◎卡翁语重心长告老人

BBC 记者：您是享有国际声誉的胃肠外科专家，可否通过这个例子，就预防憩室病提出一些忠告，特别是对全世界的老年人？

雷：谢谢。我想建议的是：

（1）主动去做一次全消化道钡餐造影，这是发现胃肠道憩室最好的方法，尤其是 50 岁以上的朋友，这样就掌握了主动权。

（2）调整饮食结构，增加纤维素，特别是谷类纤维素摄入，如玉米面、燕麦片、黄豆等，但不要过量，以免腹胀、腹泻。

（3）科学排便，停用引起便秘的药物，也尽量少用泻剂。

（4）增加运动，控制体重，科学减肥。

（5）一旦出现可疑症状，及早去看医生，如果需要手术治疗，应该遵照医生嘱咐，不要拖延、犹豫不决。

祝全世界老人健康长寿！

作者声明：卡斯特罗同志的诊断及消化道出血，来源于多家外电报道，其他细节系根据科普写作需要演绎而成，请勿引用。

⑩ 认识肠道菌群失调——生态平衡被破坏

自从国家实行"退耕还林，保护生态"的政策以来，不要说知识层，就连农村的老大爷、老奶奶对生态平衡也知道几分。

但是在我们身体内也有生态平衡的问题，却不一定为大家所熟悉，更不用说关于其对健康的重要性了。

◎体内也有"树林"

"退耕还林"的重点是树林，人体内生态平衡的主角是细菌，肠道是人体细菌的大本营，在我们的肠道中，生长繁殖着数百种细菌，就其分布范围和数量看，小肠上段的空肠细菌很少，往下回肠中逐渐增多，越过回盲瓣进入结肠，细菌数成 100 万倍飙升，一直到直肠段，浓度居高不下。

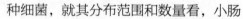

就细菌种类看，空肠只有极少量需氧菌，如链球菌、葡萄球菌、乳酸菌和肠球菌，回肠下段，和结肠类似，不过数量少得多，而到了结肠，大量是厌氧菌，如芽孢杆菌、厌氧球菌、类杆菌和大肠杆菌。总的说来，回盲瓣像一扇门，"门"的前方，以革兰阳性菌、需氧菌为主，"门"的后方则多为革兰阴性菌与厌氧菌。

◎正能压邪，平安无事

肠道林林总总的 400 多种细菌，根据与主人的利害关系，可以把它们分成 3 大类：

益生菌群：主要有双歧杆菌、乳酸杆菌和肠球菌，肯定是我们的朋友。

有害菌群：梭状芽孢菌为代表，少数革兰阴性菌，肯定是我们的敌人。

大肠杆菌：是"两面派"，美其名曰条件致病菌，一般情况下，它对人体有益，条件不利时，为非作歹，对人体有害。

更为重要的是，益生菌群与有害菌群虽然互相对抗，然而只占极少数的有害菌是十分孤立的，它们被大量益生菌团团包围，动弹不得，更无法捣乱害人，敌对双方维持着一种平衡状态，这就是肠道内的生态平衡，此时肠道就是健康的，能够执行正常的生理功能——吸收、消化、运动、分泌等。

◎益生菌立大功

您可别轻看这些"小朋友"，它们为你我健康出的力可不小啊！

促进生长发育：双歧杆菌的多种营养素，可以促进主人发育成长，而对老年人则有抗衰老作用，所以肠道菌群状况，尤其是双歧杆菌的数量与质量，被认为是肠道年龄的客观指标，又称为第三年龄。儿童时期双歧杆菌数量多，多为青年型细菌，质量高。随着年龄增加，青年型细菌数量减少，老年型多起来了。

合成维生素：正常菌群能合成多种维生素，包括叶酸、泛酸、尼克酸和一些 B 族维生素，具有止血功效的维生素 K，全部来源于肠道菌群合成，肠道正常菌群就是一座维生素生产工厂。

参与物质代谢：由于正常肠道菌群有复杂的酶系统，可以参与不少物质代谢，如水解三酰甘油酯、分解蛋白质和尿素、分解未吸收的糖类为简单有机酸并加以吸收、从简单化合物合成脂类等，这些反应作为代谢过程的一种有效补充，是主人不可或缺的。

构成生物屏障：这是肠道菌群最重要的功能。有益菌群构成一道紧密度生物防线，任何致病菌要侵入肠道进入人体内，必然会在这里遭到"全军覆灭"的命运，而此防线一旦被突破，疾病就会接踵而至。所以肠道菌群，就像一群忠心耿耿的卫士。

◎邪来压正，失平衡

肠道菌群的平衡，时刻受到外部和内部各种因素的挑战，结果就是肠道菌群失调。

菌群失调最常见的原因，也是最重要的原因，就是长期或滥用广谱抗生素。虽然抗生素可以抑制或消灭致病菌，包括一些肠道内的有害菌，但同时抗生素也伤害我们的好朋友——益生菌，更由于某些有害菌，例如，梭状芽孢杆菌能抵抗许多抗生素，而益生菌反而不敌抗生素，原来的平衡被破坏："好菌"受压"坏菌"嚣张，就发生了肠道菌群失调。

手术因素：胃肠道手术后，如胃部分切除及吻合术、回盲瓣切除等，肠道内细菌分布发生异常，小肠内细菌过度繁殖，也是菌群失调的一种类型。

疾病因素：小肠憩室、肠梗阻、腹部放射性损伤、糖尿病、慢性胰腺炎及艾滋病等，肠道运动性障碍也可以出现菌群失调。

◎失调后果严重

肠道菌群失调主要表现在胃肠道方面。

腹泻：2/3 发生在使用抗生素时，轻重程度不一，每日 2~3 次到数十次不等，轻者稀便、水样便，可带黏液，重者血便甚至出现膜样物。小肠细菌过度繁殖，还可出现脂肪泻，在便器中可见油花花漂浮。

腹痛、腹胀：多在肚脐周围或下腹部。

发热：通常为低热。重症患者，尤其是老年人可以发生脱水、电解质紊乱、低血压及低蛋白血症等。

由于菌群失调，又可以引发一些"次生性"症状：

贫血：通常是维生素 B_{12} 缺乏导致的大细胞性贫血。

缺钙和骨质软化、维生素 K 缺乏、夜盲都与脂肪泻有关。体重减轻、营养不良见于小肠细菌过度繁殖。

近年来的研究提示，不只是胃肠道疾病，一些全身性疾病都与肠道内细菌环境的变化有因果关系，肠道细菌感染成为多种疾病的发源地，例如乳腺癌、肝癌、大肠癌、心肌梗死、脑梗死、花粉症和皮肤过敏症等，肠道有害菌群产生的有害物质通过肠黏膜血管随血流散布到全身各处，甚至可能促使动脉硬化和老年痴呆的发生。

可见，保护好"反映全身健康情况的镜子——肠道"是多么重要啊！

◎菌群失衡的预防

预防肠道菌群失调的重要性和效果，远胜于治疗。

（1）首先要认识和警惕菌群失调。

（2）预防的重点是不要滥用抗生素，合理使用抗生素。了解肠道菌群失调的机制后，自然不难了解其中的道理。

目前已知可引起菌群失调的抗生素，大多是临床上经常使用的，如头孢菌素系列、链霉素、氨苄青霉素、庆大霉素及利福平、灭滴灵等。要严格掌握使用抗生素的适应证和时间，杜绝滥用和任意延长用药时间。

（3）并非一用抗生素就会出现菌群失调，机体本身条件也是一个重要方面，失调较容易发生在老年人、儿童、体弱多病、营养不良、接受化疗或放疗以及肿瘤患者中，不但因为他们大多抵抗力弱，而且过去或现在使用抗生素较多。

（4）同时使用几种抗生素时，盲目追求使用"高档""高效"抗生素，也较易发生失衡。

（5）积极治疗各种容易发生菌群失调的疾病。虽然腹泻是菌群失调最常见的症状，然而在日常生活中，各种原因如细菌性、病毒性、单纯性或消化不良性腹泻等，持续时间较长时，又多有不同程度的菌群失调，所以预防这些腹泻的发生也是防止发生菌群失调的重要方面。

◎菌群失调的治疗

（1）治疗前提是处置原发疾病，立即停用抗生素。

（2）积极补充益生菌，强化其在肠道中的"实力"，以便迅速恢复菌群平衡状态。

服用须讲方法，目前市售有多种益生菌制剂可供选用，不同种类其功能与特性略有不同，见另文介绍。使用时需要注意的一些共同点是：

（1）送服开水不要太烫，免得伤害活菌。

（2）多吃蔬菜、水果、薯类、豆类及其制品、全麦等，这些食物有助于益生菌的生长、繁殖，所以这些食物又称益生元，益生元加上益生菌称为合生元。牛奶、人参、蜂乳等也是益生元。

（3）少吃高蛋白与高脂肪膳食，因为它们的分解产物对益生菌生长、繁殖不利，使有害菌增加。

（4）多喝酸奶，市售酸奶多添加有不同种类的益生菌，见于产品介绍上，营养专家认为，大桶装的酸奶含益生菌、益生元较多且稳定。酸奶中含有低聚糖成分的，包括低聚果糖、低聚乳果糖、水苏糖，都是很好的益生元。选择酸奶要注意产品的保质期。

（5）服用益生菌期间，尽量不用或少用抗生素，特别是口服抗生素。

人常说，人生得一知己足矣！其实造物主已经赐给了我们每人一个"贴身知己"，从呱呱坠地那天起，一直终身不离不弃，这是多么难得的朋友啊！

您知道这位朋友吗？

您认识这位朋友吗？

您呵护了这位朋友吗？

41 介绍常用的益生菌制剂——结识我们的肠道好友出污泥而不染

益生菌制剂有一些不同名称，如微生态调节剂、有益菌等，指的是一回事。

有的读者可能会觉得有些蹊跷，有益菌虽然有益，毕竟是大肠里生长、繁殖的，那地方的东西干净吗？

上市益生菌的"老祖宗"确实是从肠道分离出来的，然而分离出来以后，在实验室、繁殖基地经过许多代驯化之后，完全没有了"臭气"，既保存了"老祖宗"许多于人体有益的性格，又比"老祖宗"更能适应各种复杂环境，而且有益的生物学效能成十倍、百倍地加强，还能脱离根据地——肠道，作为一种稳定的制剂生存下来，安安心心待在胶囊壳壳里面，直等到进入"老祖宗"原来那块地方大显身手，有如野马经过人工驯服后变成良驹。所以此益生菌非彼益生菌也，您就放心服用好了！

◎好友——认对号、求帮助

下面介绍一些较常用的益生菌制剂：

（1）促菌生（肠复康）

成分：需氧芽孢菌活菌。

作用机制：消耗肠道内氧气，

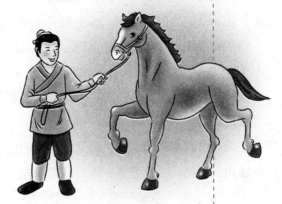

造成缺氧环境（夺氧作用），利于益生菌生长。

适用：小儿腹泻、急慢性肠炎、痢疾、轮状病毒性腹泻、抗生素致菌群失调、肝炎患者腹胀。

保存：室温下。

（2）乳酸菌素片

成分：乳酸菌菌体及其代谢产物干燥混合物。

作用机制：抑制致病菌，改变肠道内酸碱度，促进酪蛋白消化、吸收，诱导胃酸分泌，促进胃肠蠕动，增强食欲。

（3）整肠生

成分：地衣芽孢活杆菌活菌。

作用机制：在肠道内产生多种抗菌活性物质，对抗致病菌，夺氧作用。

适用：对药源性腹泻有特效。

（4）丽珠肠乐（回春生）

成分：双歧杆菌活菌，每粒含 0.5 亿个细菌。

作用机制：在肠黏膜表面形成生物屏障，阻止有害菌入侵；使肠道内 pH 值下降，抑制致病菌生长；合成多种维生素与生物酶；促进铁、钙和维生素 D 的吸收；增强营养和抵抗力。

适用：菌群失调引起的腹泻、便秘等。

（5）米雅 –BM

成分：酪酸菌（宫入菌）活菌及维生素 B_2、B_6，泛酸钙等。

作用机制：促进双歧杆菌、乳酸杆菌等益生菌生长；抑制有害菌发酵产生的有害物质；合成维生素 B 族、维生素 K 及淀粉酶。

特点：不怕高温，与抗生素同服不失效。

（6）妈咪爱（多维乳酸菌散）

成分：乳酸菌 + 枯草杆菌活菌，维生素 B_1、B_6、B_2、C，烟酰胺，乳酸钙等。

作用机制：形成生物屏障，抑制有害菌；合成促肠道活菌素及溶菌酶；枯草杆菌还能产生副消化酶，促进肠道蠕动和消化吸收。

适用：婴幼儿、青少年、体弱病愈者尤为合适。

（7）培菲康（双歧杆菌三联活菌胶囊）

成分：双歧杆菌、嗜酸性乳杆菌、粪链球菌。

作用机制：直接补充 3 种益生菌，建立生物屏障；扶植正常菌群，抑制有害菌群；生产挥发性脂肪酸，合成某些维生素，分泌多种酶类参与营养物质的消化与吸收；促进抗体代谢。

（8）金双歧

成分：双歧杆菌、乳酸菌、嗜热链珠菌。

适用：急慢性腹泻、便秘，抗生素所致肠菌群失调，便秘和消化不良等。

保存：低温保存。

（9）美常安

成分：枯草杆菌、肠球菌二联活菌制剂。

（10）合生元

成分：双歧杆菌、婴儿双歧杆菌、低聚果糖、麦芽糊精、嗜酸乳杆菌，既有益生菌本身，又有促进益生菌生长、繁殖的益生元，故名合生元。

适用：免疫力低下的儿童。

世间万事万物都有两面性，"好朋友"有时也会办坏事，益生菌"不安全"的那一面包括：可能引发感染，出现超敏反应，产生耐药菌株，应该加以注意。

42 切莫轻易让肠道"歇活"——吃饭和"打吊针"的再认识

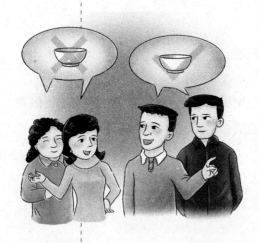

魏主任因食管癌做了手术，手术做得很成功，和许多胃肠道手术患者一样，术后不能进食，连续挂了10来天吊针，吊针的种类真可谓五色俱全：透明无色的葡萄糖、生理盐水、氨基酸，鹅黄色的复合维生素B，粉红色的维生素B_{12}，乳白色的脂肪乳，还有"大名鼎鼎"的清蛋白……有的里面还加了药物。吊针把两手都打肿了，有些血管还隐隐作痛，密密麻麻的针眼更不用说了。主管医生告诉陪护的家属：这样的治疗，是当营养素不能从肠胃进入血液循环时，绕过肠道走近路——直接入血，目的是让胃肠道、伤口休息，并补充足够的营养素，以修复创伤。功夫不负受苦人，魏主任恢复得不错，苍白脸上泛起了微红，大家都很满意，只是有一件事，魏主任对每次都要对来抽血化验电解质、肝功、蛋白质的营养师诉苦："饿得很！"家人甚至也能听到他的肠鸣，那可真是饥肠辘辘！

10天过去了，面对老魏"要吃"的要求，全家人的意见出现了分歧：老伴、女儿一派认为伤口刚好，还是让胃肠道再休息几天为好，何况输进的液体中什么也不缺！儿子、女婿一派却认为可以"开戒"了，煲点汤、冲点藕粉鸡蛋，别让老爷子再受罪了。

◎均衡营养、肠道外营养、肠道营养

他们一起去请营养科主任傅教授"断案"。

傅教授首先告诉他们："我们每天要吃饭菜，不论是海味还是牛羊肉，也不论是细粮、粗粮、植物油还是荤油，瓜果、蔬菜……最终在人的胃肠道内，主要在小肠，经过数10种消化酶的消化，最终被分解成各种氨基酸、单糖类（主要是葡萄糖）、甘油与脂肪酸；加上维生素，无机盐（钾、钠、钙……）和微量元素（铜、锌、钴……）及纤维素，这些营养素，对于机体来说，缺一不可。多种营养素比例搭配合适的营养，叫均衡营养。"

"除纤维素外，这些营养素通过肠黏膜的复杂生化过程被吸收入血液运到肝脏，在肝脏合成人体特有的各种成分，用于生长、修补或供能之用，这就是我们为什么吃牛肉而不会变成牛的原因。"听傅教授这么一说，大家都笑起来了。

"但是有些病态情况，如消化道阻塞，不能吞咽，拒食，或者肝胆胰病致消化酶缺乏，或者小肠病变不能执行吸收功能，营养素就无法从胃肠道进入体内，将各种营养素加工制成可供静脉点滴的液体直接输入血中，这就叫胃肠道外营养，魏主任术后前10天就是接受了这种营养的。"教授说。

"胃肠道外营养是临床营养学中的一次革命，拯救了许多危重患者和营养不良患者，功不可没，也是无法替代的一种治疗。"教授说到这里，女儿、老伴都点头表示同意。

◎肠道外营养的缺点、肠道营养的优点

"那么就这么一直吊下去？"儿子问道。

"当然不是。长期的胃肠道外营养——吊瓶吧，因为它毕竟不是一种生理状态，因而也带来一些麻烦，除了对血管有刺激、容易继发感染、费用贵、要求条件也高等之外，最主要的缺点是长期不工作的小肠会发生萎缩。原来胃肠道，特别是小肠在完成消化、吸收功能的同时，本身也获得了好处，它能从不停的消化食物中得到一种称为谷氨酰胺的物质，加上纤维素微弱而有效的刺激，

小肠黏膜不会萎缩、退化，而保持完好健康的状态，生机勃勃地工作。"傅教授又说，"小肠是人体一个重要的免疫器官，在正常状态下，它产生一些具有免疫功能的淋巴细胞，使肠道乃至整个机体有较强的防卫能力。即使有出血、休克等情况，接受胃肠道营养比肠道外营养的患者抵抗力要强得多。另外，肠道还产生一种肝脏营养素，随营养素的吸收而进入肝脏，维持肝脏正常功能；从肠道进入血中的氨基酸，被人体利用得更好……这些都是胃肠道营养的优点啊！"教授补充说。

◎2 种方法相辅相成

女儿不服地问："那前 10 天就不该挂吊针了？""不能那么说，你父亲要是没有前 10 天吊针（胃肠外营养），今天不可能来谈胃肠道营养，两者是互相补充和衔接的。如果轻易让肠道长期停止工作，肠道萎缩，免疫力下降，易发炎症，肝脏得不到支持，各种情况就会接二连三地发生，不用说，对患者的康复不利！"

双方好像能说到一块了，教授接着又说："除了上述优点之外，不只是简单的'吃饭''喝汤'，现在开发的各种要素饮食，不但使用操作方便，患者耐受性好容易配合，痛苦少，并发症少，而且价格便宜（只有胃肠道外营养的1/3）。从 20 世纪 80 年代已成为临床营养的主流，随着航空航天事业的要求，大大促进了胃肠营养的发展，成为临床营养第二次革命。"

◎实施胃肠道营养有条件

家属问： "实施胃肠道营养要什么条件？"

教授说： "一是必须有 100 厘米以上健康的小肠作为消化吸收的基地；二是胃肠道要通，如因病变阻塞，可置入精制胃管、十二指肠管等，以保证营养素的进入；三是要有原料，就是要素饮食，目前国内外有多种高质量成品供应，如补充营养用的、糖尿病用的、手术后用的、肾病用的、肝病用的、免疫调节用的、含高纤维素的、肺病用的等种类，可供不同病情需要来选择。"

家属问： "我们想问最后一个问题，用要素饮食虽然好，煲煲鸡汤，调点藕粉……不也一样吗？"

教授说： "那可大不一样，自己配的'补品'，营养成分比较单一，只能是食物中有什么就吃什么，是被动的，另外营养素成分的比例也不尽合理。要素饮食营养成分全面，配搭比例能适应多种需要，当然优越得多。"大家听了都点头。

傅教授最后说： "现代医学主张尽量保存每一个有生命的器官或组织，哪怕是残存的部分，如牙根、没有离断的皮瓣或骨骼……在身体修复过程中，它们会带来意想不到的效果。从临床营养角度出发，我的结论是：切莫轻易让肠道歇活！你们看**魏主任**该怎么吃和吃什么呢？"

大家都会意地笑了起来……

㊸ 对对号，谁该做结肠镜检查

◎该做的一定要去做

结肠镜检查是一种科学的、权威的检查方法，对多种结肠病变的诊断与防治，特别是对大肠癌的早期诊断，有着不可替代的作用。那么，哪些患者和情况该做结肠镜检查呢？

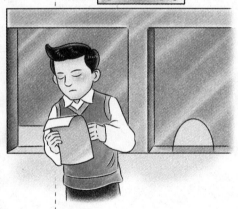

检验科

（1）各种便血患者。不论是血与粪便混合、鲜血便，还是黑便，特别是胃镜未查出出血原因及大便隐血试验阳性者。

（2）X线钡剂灌肠发现结肠病变，但不能定性者。

（3）原因不明的慢性腹泻者。

（4）腹部，特别是下腹部包块，怀疑病变在结肠者。

（5）大肠恶性肿瘤术后随访，了解有无复发等情况。

（6）各种大肠息肉随访其有无癌变，或已切除随访其有无复发。

（7）长期生活在结肠癌高发区（我国上海、江浙一带）或家族中有结肠癌患者的人，肠镜可作为一种可靠的健康检查手段。

（8）辅助某些结肠或小肠手术。

（9）某些结肠病变（息肉、出血、狭窄、扭转、套叠等）的辅助治疗。

◎不宜做的，不要去做

读者不难看出结肠镜检查具有的广泛用途，但需要注意的是，以下患者不宜做结肠镜检查。

（1）新近发现有心肌梗死。

（2）严重心律失常或心肺功能不全。

（3）急剧恶化的溃疡性结肠炎。

（4）疑有肠穿孔。

（5）各种原因导致不能与医生配合。

44 "给力"老人胃肠道，期盼更多老寿星

◎ "第三年龄"

人老了胃肠道也会逐渐老化，这是自然规律，由于胃肠道肌肉萎缩、肌层变薄，临床上出现腹胀、便秘；消化酶分泌和吸收能力下降，表现为食欲减退、腹泻；而修复、免疫力差，则疾病恢复慢，容易发生肿瘤。人类衰老的根本原因尚不清楚，但与内外环境产生的多种有害物质长年累月的侵袭，肯定有重要关系，对于这种侵袭反映出来的肠道（细）菌群的变化，尤其引人注目，因而被认为是"第三年龄"。

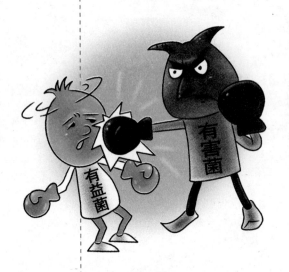

人体"第三年龄"是指随着生理年龄的增长，肠道内有益菌与有害菌之间势力分布变化，可以反映出人体衰老程度。

◎ 有益菌、有害菌各有哪些

肠道内有哪些有益菌、有害菌？变化又有什么规律呢？

有益（益生）菌以双歧杆菌为代表，还有乳酸杆菌、肠球菌、酵母菌等。有害菌包括葡萄球菌、产气荚膜杆菌，以梭状芽孢杆菌最重要。大肠杆菌在某些条件下干好事，另一些情况下干

坏事，是个"两面派"。

◎菌群消长的规律

菌群消长的规律大致是这样的：

健康状况良好，充满活力时，有益菌占上风，控制着有害菌；反之，多种疾病缠身、长期应用抗生素、三天两头生病、体弱和偏肉食者，有害菌往往得势。

随着年龄的变化，两者各有消长。健康乳儿肠道中，最有活力的婴儿双歧杆菌高达98%；成年后不仅数量减少，菌种变成了青春型；进入老年后，粪便中检不出或只有很少量双歧杆菌，而产生有害物质的芽孢杆菌类却大量增加。有趣的是，不论是世界的还是我国的寿星，每克粪便中的双歧杆菌高达千万个，不用说同年龄的人了，更是远高于百里、千里挑一的飞行员！这中间无疑大有玄机！

◎益生菌给老人"除害""安良"

益生菌从2个方面给力老人胃肠道，一曰除害，二曰安良。

除害方面：益生菌能产生一些类似抗生素的物质，抑制、杀灭、对抗有害菌；众多的有益菌团结一致，构成一道生物屏障，防止有害物质和有害菌入侵；有益菌可以产生醋酸、乳酸来刺激肠道蠕动，把氨、胺、吲哚、硫化氢等有害物质通过放屁或排便赶出去，延缓衰老的发生。

安良的贡献：包括合成人体必需的维生素 B_1、B_6、B_{12}、K，烟酸，叶酸等，发挥抗衰老、修复组织的作用。

有益菌产生的乳酸有利于钙、铁、钾与维生素 D 的吸收，也是老年人健康所不能少的。

免疫功能的老化可能是衰老的重要原因之一，有益菌可以刺激肠道免疫系统和淋巴细胞产生免疫球蛋白，提高体液免疫作用，也可加强细胞免疫功能，甚至激活体内抗肿瘤免疫系统，使肿瘤细胞凋亡。

您看，说益生菌是老年人的好朋友确实有道理吧？

◎有益菌更好地发挥作用

准备：必须是国药准字号产品，是否在有效期内，有无变质，大厂家的名牌产品，质量比较稳定。

服法：温开水饭前 1 小时或饭后服。不要用果汁或牛奶送服，免得刺激过多胃酸分泌，反而会杀灭有益菌。

禁忌：尽可能不和抗生素同服，必要时可静脉点滴或肌肉注射给药，避免有益菌被抗生素破坏。对有益菌过敏、艾滋病人不用有益菌。

保存：有益菌怕热、怕潮湿、怕微波和辐射，应避开这些因素，冷藏在冰箱中。

疗程：有益菌比较脆弱，应坚持服用较长时间。

加力：低聚糖可使双歧杆菌繁殖增速数十至百倍，豆类、蜂蜜含有较丰富的低聚糖。每天吃 1 个洋葱，相当于摄入 5~10 克低聚糖。谷类、海藻类有较多的食物纤维，可帮助有益菌繁殖。中药四君子汤、参苓白术散，也有恢复有益菌水平的作用，笔者近年使用，收到良效。

45　天热了，当心胃肠病

人们都知道，热天易得感染性胃肠病，如急性胃肠炎、痢疾、胃肠型感冒、食物中毒等，原因何在？

◎外因种种

天气炎热，各种致病微生物（包括病毒、细菌、原虫等）繁殖速度成倍增加，活动能力也增强。苍蝇、蟑螂猖獗起来，在显微镜下您可清楚看到苍蝇的飞毛腿上沾满了成千上万的细菌，它的排泄物中也有众多的致病微生物，它们把粪便、垃圾、污物中的病原微生物空运到各处，不管是饭菜、点心，还是瓜果、饮料，无一不受其害。

天气炎热，各种食物即便无细菌污染，自身也易腐败变质，含蛋白质丰富的鱼、肉、奶等变质后会生成一些有毒物质，刺激肠道发生炎症。常听人说："不要紧，我有冰箱可存放食物。"这是一种误解，冰箱不等于消毒箱，它只是延缓某些食物因高温而发生变质的速度罢了，何况，保存不善还可以发生冰箱内的交叉污染呢！

天气炎热，水中细菌等繁殖也加快起来，尤其是缺乏严格消毒管理的水源，如井水、塘水、窖水等，用这种未煮沸的水洗生吃食物，甚至饮用，自然是"引狼入室"了。

◎内因多多

天气炎热、汗水淋漓，体内丢失大量盐分（氯化钠），盐中的氯离子是体内合成胃酸（盐酸）的主要元素，而胃酸又是消化道杀菌的第一道关口，约90%的细菌进入胃后都会被胃酸杀灭。一旦氯离子少了，合成胃酸就少了，酸度下降，杀灭细菌能力就会减弱。热天口渴难忍，常常一次大量饮水或喝饮料，即使胃酸合成虽不少却被"冲淡"了，这些都给致病微生物以可乘之机。

天气炎热，人们易焦躁不安，晚间不能安然入睡，因此倍感疲乏困倦，或因贪凉过度而感冒；或因假期外出旅游长途跋涉，生活起居不定。凡此种种皆可降低人体免疫功能，使其抗病能力下降，一旦病原体侵入，常无招架之功。旅行者腹泻就是最好的例子。

◎预防道道

要预防夏天的肠胃病，应该做到：①生活规律，劳逸结合，应有充分的睡眠；②不要贪凉，避免感冒；③讲究饮食卫生，不吃变质、苍蝇叮过的食物，生菜要消毒洗净，瓜果要削皮吃；④勿饮生水（包括不洁冰水及饮料），以喝开水或凉开水为好；⑤喝水及饮料一次不宜太多，可少量多次喝；⑥出汗太多或在高温下作业活动应多喝些淡盐水或糖盐水，可补充氯离子以供应制造胃酸的原料；⑦盛夏饮食宜清淡少油腻，以减轻胃肠道工作负担；⑧搞好环境卫生，消灭苍蝇、蟑螂，保护食物免受其污染；⑨定时清理冰箱。

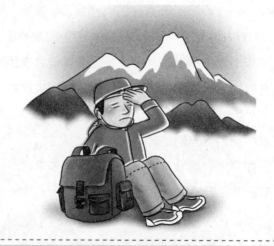

46 怎样治疗烦人的打嗝

几乎每一个人都有过打嗝的经历。老年人打嗝，小孩子打嗝，年轻人打嗝，甚至在妈妈腹内的胎儿也会出现打嗝。有趣的是，不仅人打嗝，狗或猫等哺乳动物也会打嗝。

偶尔有一两次打嗝也就罢了。假如连续不停地打下去，恐怕谁也受不了。轻者影响睡眠，影响吃饭，影响工作，而严重的打嗝，则可能使原有的心肺疾病加重，或引起食管黏膜撕裂而致消化道出血……

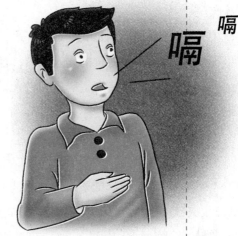

打嗝不同于嗳气。嗳气时，常有气体从胃内反出来，两者的响声也不相同。嗳气时发出"儿""儿"的声音，而打嗝常是"嗝""嗝"作响。

医学上称打嗝为"呃逆"，如果受到寒冷刺激、饱餐、吃饭过快、吃进干硬食物后，都可能出现暂时性的呃逆，这不能算病，所以也不必要看医生。

◎为什么会打嗝？

原来在我们的胸腔和腹腔之间，有一个像帽子似的厚肌肉膜，称为膈肌，将胸腔和腹腔分隔开。和身体其他器官一样，膈肌也有神经分布和血液供应。当引起打嗝的诱因刺激传导给大脑以后，大脑就会发出指令，使膈肌出现阵发性和痉挛性收缩，于是就出现打嗝。

◎打嗝危险可轻可重

偶尔打嗝无大碍，连续性或顽固性的呃逆，常因脑病、尿毒症、糖尿病并发酮症酸中毒等紧急情况引起，还有许多严重疾病也可引起顽固性呃逆，特别值得一提的是，如果患者病情危重出现顽固性呃逆，常提示预后不良。

◎对症疗法，可自创

治疗打嗝，首先要治疗引起呃逆的原发疾病，其次才是对症治疗。下面介绍的是一些简便而且实用的对症疗法，能够阻断神经反射而使呃逆中止。

（1）分散注意力，消除紧张情绪及不良刺激。

（2）先深吸一口气，然后憋住，尽量憋的时间长一些，然后呼出，反复进行几次。

（3）喝开水，特别是喝稍热的开水，喝一大口，分次咽下。

（4）洗干净手，将食指插入口内，轻轻刺激咽部。

（5）将混合气体装入塑料袋中吸入，混合气体中含90%的氧和10%的二氧化碳。

（6）嚼服生姜片。

（7）将生韭菜洗净，榨出菜汁后口服。

（8）柿蒂（指新鲜柿子或柿饼的蒂）每次20枚，煎水成100毫升，分2次口服，1次50毫升。也可酌情加韭菜籽同煎。

在基层医院，可采用眶上神经或双眼球按压法、颈交感神经封闭法、穴位（足三里、内关穴）封闭法。应用的药物有维生素 B_1、B_{12}、爱茂尔、阿托品等，肌内注射尼可刹米、哌甲酯（利他林）、华蟾素等。有效的口服药物有：可待因、多塞平（多虑平）、硝苯地平（心痛定）、苯妥英钠、乙酰唑胺等。由于这些操作和药物可能产生某些不良反应，所以应由医生进行处理，患者自己不可贸然行之，以保证安全。

47 急腹症虽急，应对请冷静

◎何谓急腹症

肚子痛，医学上称为腹痛，是生活中常遇见的一种症状，多数并不剧烈，但也有部分腹痛来得急骤，程度剧烈难以忍受，患者或大声呻吟叫喊，或蜷曲身躯不语，严重者可见血压下降，四肢发凉，大汗淋漓，临床上称之为"急腹症"。

◎哪些疾病可以出现急腹症

引起急腹症的原因很多，主要是消化系统疾病所致，包括胃、肠、肝、胆、胰、腹膜等方面。也可以是呼吸系统（肺、胸膜）、泌尿生殖系统（肾脏、输尿管、前列腺、子宫、输卵管、卵巢）等疾病引起。极少数还可由糖尿病、呼吸系统、心血管系统、神经系统、皮肤病及内分泌系统疾病引起。此外，某些代谢病和职业病也可发生急性腹痛，可谓"洋洋大观，五花八门"。笔者多年前曾诊治一患者：发作性剧烈腹痛年余，发作时无法止痛，跑遍了西安市各大医院，也未查清病因，经过 2 个多月的住院检查，最后经手术证实为脊髓腔内肿瘤，切除了肿瘤，腹痛也解除了。此例可以说明，急腹症的诊断有时并非易事。

◎从容对付有 7 招

急腹症由于发病急、程度重，常使病人全家或周围的人也焦急万分、不知所措，在去医院前纷纷出主意、想办法，希望帮病人一把，以减轻痛苦。但这里要说的是，忙要帮得科学，帮要帮在点子上，否则好心可能办坏事。

禁食、禁饮：不论何种原因的急腹痛，发作时禁食、禁饮都是对的。如急性胰腺炎、急性胃肠炎等，因为进食加重患病器官的负担，不利于病情的恢复，还可能加重腹痛。胃肠穿孔时若进食、进饮则可使胃肠内容物以及细菌通过穿孔被水冲到腹腔里，从而引起或加重腹膜炎，所以不宜劝病人吃东西、喝水。

不要随便服止痛药或注射止痛针：当今人们保健意识增强，几乎家家都有个小药柜。有些人遇到腹痛，常给病人服止痛药，殊不知痛是一种保护性信号，强行止痛，会给人以假象，更不利于医生的检查。有些止痛针还会引起胃肠道蠕动减弱、胀气而加重症状。腹痛时服用去痛片、头痛粉之类的药物，不但不能止住腹痛，还有可能引起胃肠道黏膜损伤乃至消化道出血，使病情更为复杂，也给诊断带来困难。

观察呕吐物颜色等：请帮助病人观察呕吐物、粪便、尿的颜色、性质和次数，女性病人还须观察有无阴道出血等。这些信息将会大大帮助医生少走弯路，切不可小看。

测量脉搏和血压：密切注意脉搏和血压的变化。

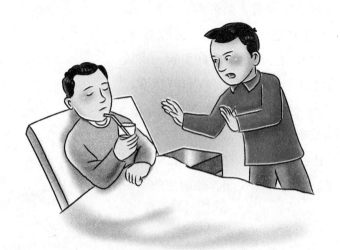

病人保持最能减轻腹痛的位置：为了减轻腹痛，不同疾病的病人常会自己采取一些奇特的位置，如腹膜炎的病人愿意侧卧，两髋屈曲，头略低；急性胰腺炎的病人多愿坐起来，上身向前倾……就让他们保持这种姿势吧！不必强

求平卧。搬动是不可避免的，但要尽量少折腾为佳。

以最快的速度、最舒适的办法去医院急诊：须知许多急腹症的治疗效果和预后与就诊时间早晚有密切关系。1例坏疽性阑尾炎及早就诊就可以不发生腹膜炎，晚1~2个小时腹膜炎就不可避免，真是"一刻值千金"！转运的方法也是有讲究的，路途上过于颠簸，可使病情加重甚至发生休克。

不要搬"老黄历"：一些"老病号"，还有一种错误看法，认为这是自己的老毛病，"扛一扛"就可过去，而且以往"成功"过，然而老病可以发生新情况，如平时是溃疡病引起疼痛，现在则可能发生了穿孔；过去是胆囊炎，现在是胆囊积脓或胆道感染等。生育年龄的女同志，发生急腹症时，请主动将月经的真实情况告诉医生，不可羞于启齿。

读者朋友你看了这篇文章后若遇到急腹症时，请务必要保持冷静，按文中建议，把忙帮到点子上！

48 从临床特点，认识常见急腹症

　　从牙牙学语的幼儿到白发苍苍的老人，从未有过肚子痛（腹痛）的人大概没有，可见腹痛极其常见。广言之，内、外科疾病固然是腹痛的主要原因，而许多妇科病、皮肤病、职业病等也可引起腹痛。一般人多认为腹痛当然病在腹腔内，这种观点不全面，因为许多全身性疾病，如糖尿病、紫癜病、晚期梅毒等也可发生明显乃至剧烈腹痛。

　　腹腔脏器分 2 大类：一类叫空腔脏器，如胃、肠、胆道等，病变使它们扩张、膨胀或收缩、痉挛，因而刺激神经发生痛觉；另一类叫实质脏器，如肝脏、胰腺等，因病变肿胀刺激包膜上的神经而发生疼痛。这 2 类疼痛的性质也有不同：第一类多数表现为绞痛、拧痛，而后者多为胀痛。

　　急性腹痛是指发病急、变化快、病情相对较重的一组腹痛，又称急腹症。正如人群一样，都是 1 个鼻子、2 个眼睛，而孔却各不同，急腹症也是如此。下面介绍几种常见急腹症的临床特点，帮助读者及早辨认、及早治疗。

◎几种常见的急腹症

　　吃坏了的急性胃炎：常言道"病从口入"，可以问出患者近期有进不洁饮食或变质食物的病史，或吃食物过烫、过于粗糙、过于辛辣。一般在上腹部或左上腹部痛，可伴呕吐，有肠炎者可伴腹泻。

老"胃痛"，突然加重的溃疡病穿孔：长期以来像定时钟一样规律地上腹痛、饥饿痛，用病人的话来说是"越痛越想吃"，这是因为食物可中和胃酸对溃疡面的刺激。小心！一旦突然剧痛，随之疼痛又迅速消失，腹硬如板，要警惕发生了穿孔或即将呕血、黑便。这就是溃疡病最常见、最危险的并发症——胃穿孔、胃出血。

刀绞般的胆绞痛：疼痛部位多限于上腹正中或上腹，突然发病，有如刀绞而得名。疼痛向右背部、右肩部放射为其特征。胆石症、胆囊炎引起的绞痛多见于中年较肥胖妇女，常在高脂肪餐后发生，有细菌感染时可发热。蛔虫钻入胆道称为胆道蛔虫症，剑突下钻顶样痛，甚至使病人痛不欲生，一旦蛔虫退出胆道，疼痛如闪电般消失，使人觉得莫名其妙。

酒足饭饱后的急性胰腺炎：持续的、剧烈的上腹正中或全上腹痛，有时如裤带勒紧样痛。有胆石症、胆囊炎的病人易发生本病。严重的急性胰腺炎可出现四肢冰凉、嘴唇发绀、呼吸困难、心跳快、血压下降、尿黄或无尿等休克症状，又名坏死性胰腺炎。

疼痛转移的急性阑尾炎：急腹症中最为常见，有7%的人在其一生中得过阑尾炎。往往从无明显诱因的上腹部剧痛开始，80%的病人在12小时之内疼痛由上腹部转移到右下腹部一个局限区域，甚至用一个指头都能明确定位，此即所谓转移性腹痛，乃是急性阑尾炎最突出的特点。在早期也最容易误诊为胃病。

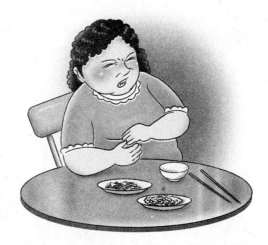

动脉硬化的缺血性肠病：多见于有高血压及重度动脉硬化的老人，饱餐后左下腹痛，少吃或不吃时腹痛减轻或可不犯，可伴血便。可急剧发病，甚至导致肠坏死、肠穿孔、腹膜炎；也可长期慢性发作，常被误诊。

上吐下堵的肠梗阻：可因腹部手术后肠粘连、疝气嵌顿、肿瘤、寄生虫等梗阻引起。因为肠道部分或完全不通，腹胀明显，呕吐，不排便或排便大减，不放屁，可在腹部摸到"气包"，时隐时现，全腹均有压痛。

蛔虫作怪：多见于儿童，不少有便虫或吐虫史，腹痛位在脐周，是因蛔虫刺激引起肠痉挛所致，也可因虫体抱团结块引起，蛔虫数多者可达数百条。

49 过节了，帮您选好助消化药

常用助消化药一览表

药物名称	主要成分	功用与注意事项
胃酶合剂	胃蛋白酶、橙皮酊、稀盐酸	用于胃酸缺乏（过低）、食用蛋白食物过多、病后恢复期的消化不良 不宜与碱性药物、重金属、鞣酸、硫糖铝合用 消化性溃疡忌用
胰酶	多种酶的混合物，主要为胰蛋白酶、胰脂肪酶和胰淀粉酶	用于消化不良、食欲不振、肝胰病引起的消化障碍，不宜与酸性药物同服 与等量碳酸氢钠同服可增加疗效
康彼身（多酶片）	脂肪酶 蛋白酶 淀粉酶	植物酶为其特点，可在不同酸碱度发挥作用，可使胃内食物残渣及纤维质食物全部消化 用于胃肠消化酶不足，肝、胰、胆疾病，药物性、老年性、手术后消化不良 服时不可嚼碎，不宜与酸性或碱性药物同服

续表

药物名称	主要成分	功用与注意事项
淀粉酶		用于淀粉性食物过饱、异常发酵 宜用新鲜配制的
干酵母	富含B族维生素及酵母蛋白	用于增加营养，促进代谢 超剂量可致腹泻，不宜与磺胺类和单胺氧化酶抑制剂合用
鞣酸蛋白	鞣酸蛋白	用于腹泻及小儿消化不良，有收敛作用 不宜与胰酶、胃蛋白酶、乳酶生合用，不与碱性药物同服
胆汁槟榔维 B_1 胶囊（胃肠舒）	动物胆汁提取物槟榔粉、维生素 B_1 等	用于肝、胆病等腹腔炎症、肠粘连所致消化不良、胃肠功能紊乱，特别是有口臭、便秘者
肠乐、金双歧	双歧菌活制剂	能抑制肠内肠杆菌科细菌过度繁殖，调整肠内菌群平衡，用于细菌过度繁殖、服用抗生素后所致消化不良 应用凉开水送服
乳酶生	细菌活制剂	能分解糖类生成乳酸，抑制肠内病原菌繁殖，用于消化不良、肠发酵、小儿饮食不当所致腹泻
多潘立酮（吗叮啉）	外周多巴胺受体阻滞剂	直接作用于胃，可加强胃蠕动，协调胃与十二指肠运动，抑制恶心、呕吐，适用于有胃食管反流、腹胀明显之消化不良 应在饭前用，不能与抗胆碱能药合用
西沙必利（普瑞博思）		增加胃肠道乙酰胆碱分泌，促进全胃肠道蠕动及协调，对餐后腹胀、嗳气等消化不良症状疗效好 餐前用药，偶有轻微肠鸣、腹痛、腹泻，不能与抗真菌药、红霉素、克拉霉素同服。心脏病人慎用

续表

药物名称	主要成分	功用与注意事项
保和丸	山楂、神曲、半夏、茯苓、陈皮、连翘、莱菔子	饮食过度之脘腹胀满、嗳腐吞酸，不欲饮食，兼有腹痛、腹泻等
木香顺气丸	香附子、枳壳、茯苓、木香、乌药、神曲、陈皮、苍术、莱菔子、厚朴、半夏、白术、青皮、桔梗、砂仁	用于以气滞为突出症状之消化不良，胸膈痞闷者
山楂丸	山楂	用于肉食积滞之消化不良
香砂养胃丸	木香、砂仁、白术、陈皮、茯苓、香附、藿香、枳实、半夏、厚朴、神曲、山楂、麦芽、白蔻仁、甘草	用于胃肠功能较弱之消化不良，有腹泻者
参苓白术散	人参、甘草、白术、茯苓、白扁豆、山药、莲子肉、桔梗、砂仁、薏苡仁	用于脾胃虚弱、身体较弱、四肢无力之消化不良，有大便稀烂者
健脾丸	人参、白术、陈皮、麦芽、山楂、枳实	用于消化不良、腹部胀满不快者
七珍丹	胆南星、天竺黄、全蝎、僵蚕、寒食面、朱砂、巴豆霜、麝香、雄黄	用于消化不良、积聚痞块、腹胀腹痛、大便不通、兼有咳嗽、惊厥、抽搐等症状者

温馨提示：虽然都是助消化药，为能细辨各药特点，选对适应证，疗效更满意！